AF453198

Dr Joseph DUFORT

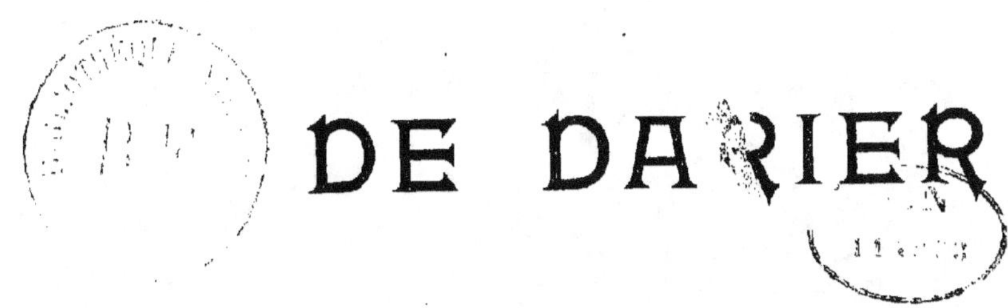

LA MALADIE DE DARIER

(s. d. Psorospermose folliculaire végétante)

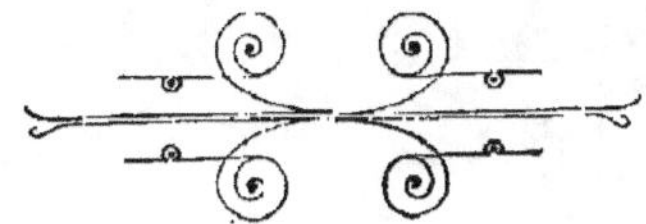

TOULOUSE

CH. DIRION, LIBRAIRE-ÉDITEUR

50, RUE SAINT-ROME, 50

1905

AVANT-PROPOS

Le présent travail a été fait à la Clinique de
Dermatologie et de Syphiligraphie, sous la direction de M. le Professeur Ch. Audry.

Nous devons à l'obligeance de M. le Docteur
Constantin, chef de Clinique, les figures qui y sont
jointes.

CHAPITRE PREMIER

Définition.

Tout le monde est d'accord sur la signification qu'il faut attribuer au terme : maladie de Darier. On désigne ainsi, depuis assez longtemps déjà, l'affection que Darier lui-même a caractérisée et définie par le nom de Psorospermose folliculaire végétante. Comme la maladie n'est point psorospermique, qu'elle n'est souvent pas folliculaire et qu'elle est rarement végétante, on comprend qu'il faille maintenant abandonner cette appellation. D'autres ont été proposées, qui ne paraissent pas moins vicieuses : ainsi kératosis follicularis, par White ; acné cornée (conservée par Gaucher) ; séborrhée végétante (par Hallopeau) ; acné sébacée concrète, etc...

Toutes ces dénominations doivent être repoussées parce qu'elles impliquent des erreurs formelles. La maladie de Darier n'est point folliculaire ; elle n'est point une acné, ni une séborrhéide. Les faits mêmes ne permettent plus de l'envisager de la sorte. Mieux vaut donc conserver le terme de maladie de Darier, qui a cet avantage d'être clair et précis, et qui, d'ailleurs, est justifié.

CHAPITRE II

Historique.

Il est bien évident que l'affection que nous étudions existait dans le monde avant les premiers travaux de Darier. Elle est même assez caractéristique pour que l'on puisse difficilement supposer qu'elle ait passé complètement inaperçue des dermatologistes antérieurs. On a voulu, à tort ou à raison, admettre que l'ancienne acné cornée, celle de Hardy en particulier, répondait ou pouvait répondre à la maladie de Darier. D'autre part, on a essayé d'en retrouver le tableau en des descriptions antérieures d'ichthyose sébacée, etc. Enfin, on a même voulu considérer l'observation de Lutz recueillie dans le service de Bazin comme un exemple certain; mais tous ces diagnostics rétrospectifs sont périlleux. En effet, même après la publication des travaux de Darier, il s'est produit, à ce sujet, plus d'une confusion, ou, pour appeler les choses par leur nom, plus d'une erreur de diagnostic. Il faut donc admettre l'inutilité de faire de semblables exhumations. Nous pouvons ajouter qu'elles n'auraient d'ailleurs aucun intérêt. Par un hasard tout à fait singulier, la définition de la maladie de Darier a été faite au début, d'après des caractères purement microscopiques, que la Clinique est ensuite venue étendre et confirmer.

Dans une série de communications, d'articles, et dans la thèse d'ailleurs un peu écourtée de Thibault, Darier a fait connaître ses premières conclusions. Examinant les produits croûteux provenant de deux malades, jusqu'alors considérés comme singuliers, il y trouva des formations spéciales dites grains et corps ronds. Il considéra que ces corps étaient des psorospermies. Les deux malades étudiés par Darier, l'un dans le service de Fournier, l'autre dans celui de Besnier, étaient, le premier surtout, connu depuis longtemps des médecins de Saint-Louis. Il paraissait fort singulier, et l'on fut très heureux de pouvoir unir à leur description clinique un caractère microscopique aussi frappant dans son apparence et d'une signification si inattendue. Tout de suite, après les publications de Darier, White, en Amérique, décrivit sous le nom de

kératosis follicularis un cas type de maladie de
Darier; mais c'est seulement à propos d'une seconde malade, semblable au premier, dont elle
était d'ailleurs la fille, que White, aidé de Bowen,
reconnurent qu'il s'agissait de ce que l'on appe-
lait alors psorospermose folliculaire végétante.
Toutefois, Bowen était frappé d'un caractère histologique très simple qui l'amena, dès lors, à
révoquer en doute la nature psorospermique des
corps décrits par Darier : le fait que ces corps
contenaient de l'éléidine. A peu près à la même
époque, parut le premier travail de César Bœck,
qu'il étendit et compléta peu de temps après. Le
premier malade de Bœck avait déjà été vu par son
prédécesseur Bidenkap, qui avait cru devoir le
confondre avec un lichen. Pour trois autres malades observés par Bœck, il s'agissait d'un père
et de ses deux fils. Les examens microscopiques de Bœck concordaient morphologique-
ment avec ceux de Darier et de Bowen ; comme
Bowen, il niait la nature psorospermique des
corps en se basant sur l'existence de l'éléidine
à leur intérieur. Enfin, il donnait une description
plus nette des lésions intimes de l'épiderme. Depuis ce temps, c'est à peine si l'étude générale de
la maladie de Darier a fait de grands progrès. En
effet, les recherches histologiques se multipliè-
rent, principalement en Allemagne, d'abord sur
le mémoire de Buzzi et Miethke, celui de Mourek,
celui de Petersen, celui de Fabry, etc. A cette

époque, la préoccupation générale était de bien montrer, qu'en réalité, les corps ronds de Darier n'étaient point des psorospermies et qu'ils représentaient tout simplement un mode de dégénérescence des cellules de l'épiderme. A ce point de vue là, tous ces travaux enfonçaient une porte ouverte depuis le moment où Bowen y avait vu de l'éléidine. Néanmoins, ils avaient l'avantage de préciser un peu les détails anatomiques sans y ajouter rien de bien important.

Depuis cette époque, et conformément à la prédiction de Besnier et Doyon dans la belle note ajoutée à la deuxième édition française de Kaposi, les observations de psorospermose folliculaire végétante, de maladie de Darier, de kératosis follicularis, se sont multipliées d'une façon extraordinaire. On trouvera, plus loin, le texte résumé ou l'indication des observations que nous avons pu recueillir à ce sujet. Depuis la thèse de Thibault, il n'a paru, à notre connaissance, qu'un travail d'ensemble sur le sujet : la thèse de Geissler, faite à Strasbourg, sous l'influence de Wolf, en 1901. Geissler connaissait vingt-six observations qu'il reproduisait, et, dès ce moment, de ces vingt-six observations, il éliminait plusieurs cas qui, à juste titre, lui paraissaient étrangers à la maladie de Darier. Dans une communication toute récente, M. Renault disait : on ne compte que trente cas publiés. En réalité, nous en avons trouvé une soixantaine au moins, auxquels il faut ajouter ceux qui nous ont échappé. Enfin, il en est un certain nombre d'inédits. M. Thibault conserve présentement, dans son service, à Angers, une malade dont l'observation n'a pas été publiée. Il est très juste de dire que, parmi la soixantaine de cas dont nous parlons, quelques-uns doivent être exclus; et d'autres ne valent pas grand'chose, limités qu'ils sont à quelques lignes de présentation plus ou moins écourtées dans des sociétés ou à des congrès. Toutefois, il apparaît que la maladie de Darier ne doit pas être considérée comme une haute rareté.

Avant de finir ce court historique, nous rappellerons que M. Darier a résumé les caractères généraux de la psorospermose folliculaire végétante dans un article de la *Pratique dermatologique*. Le point de départ de ce travail a été l'observation recueillie à la Clinique de Toulouse par MM. Audry et Dalous.

CHAPITRE III

Observations, bibliographie.

Dans ce chapitre, nous donnerons : d'abord
les observations que nous avons pu nous procurer ; dans la plupart des cas, il s'agit de résu-
més ou de traductions faites sur les articles origi-
naux. D'autres fois, nous avons dû nous contenter
de reproduire les analyses fournies par les revues
de dermatologie. Après les observations, nous
avons donné le texte accompagnant les présen-
tations faites à divers Congrès ou Sociétés. Enfin,
nous avons été obligé d'y joindre une liste courte,
d'ailleurs, d'indications bibliographiques qu'il
ne nous a pas été possible de vérifier.

OBSERVATION PREMIÈRE (*Résumée*)

Observation clinique pour servir à l'histoire de la Psorospermose (Thèse Paris. 8 mai 1889. thèse de THIBAULT).

Femme de trente ans, atteinte d'une affection étendue à toute la surface du corps, mais surtout au cuir chevelu, aux tempes, à la ceinture, aux plis axillaires et inguinaux.

L'élément éruptif est constitué par une papule recouverte d'une croûte d'un brun noirâtre, dè consistance dure et sèche, adhérente aux téguments. Ces éléments sont en certains points agglomérés en placards.

Au cuir chevelu, pas de point alopécique. Les cheveux, peu abondants, ne s'arrachent pas facilement. La peau est recouverte de masses croûteuses, épaisses, de couleur jaune sale.

La région temporale, la lèvre supérieure, le menton, sont le siège de placards croûteux, dont le contenu donne à la face un aspect sale et repoussant.

Sur le front, on voit des éléments isolés qu'on pourrait prendre pour des taches de lentigo.

Au menton, la lésion est la même qu'au front.

Au niveau du frottement du corset se trouve un autre foyer de confluence, le plus apparent certainement.

L'état des mains mérite une mention spéciale. Sur leur face dorsale, la malade affirme avoir eu des croûtes en tout semblables à celles du tronc ou de la face. Sur leur face palmaire, on constate l'existence d'une quantité innombrable de petits points de couleur jaunâtre, gros comme une pointe d'épingle et tout à fait transparents.

La malade en question n'offre rien d'intéressant dans ses antécédents héréditaires. Mais, sa mère étant morte poitrinaire, elle paraît avoir hérité de la diathèse, qui s'est manifestée par toute une série d'accidents scrofuleux.

Enfin, des accidents vénériens, de nature diverse, vinrent compliquer ce tableau pathologique. En 1885, elle fut traitée d'une blennorrhagie et d'une syphilis récente.

Traitement par le savon vert et une pommade soufrée, et, dans le service de M. Besnier, par une pommade de savon mêlé d'onguent de Vigo.

La malade est restée trois mois dans le service de M. Fournier. Son moulage a été pris de la région temporale et du flanc, et déposé au musée à l'hôpital de Saint-Louis, sous le n° 1343.

OBSERVATION II *(Résumée)*

DARIER — THIBAULT (Thèse de THIBAULT).

Homme de quarante-un ans ; cuir chevelu, squames séborrhéiques abondantes et étendues à toute la surface.

Face. — Tout le nez est occupé par une masse confluente, saillante, d'éléments hypertrophiques.

Région dorsale. — Dans toute la hauteur du dos

et des lombes existe un vaste placard d'une coloration rouge un peu violacée.

Région sternale et épigastrique. — Les éléments forment une bandelette étendue depuis la fourchette du sternum jusqu'à l'ombilic.

Ombilic et hypogastre. — A partir de l'ombilic, les éléments font une saillie de plus en plus accentuée.

Membres supérieurs. — La face antérieure des bras et des avant-bras présente beaucoup de tumeurs semblables: leur coloration est d'un rouge grisâtre.

Membres inférieurs. — Dans toute l'étendue des faces antérieures et postérieures, on retrouve de petites élevures papuleuses, mais encore moins marquées et plus disséminées.

TRAITEMENT :

Onguent de Vigo..................	
Savon mou de potasse............	ãâ 50 gr.
Soufre précipité...................	
Acide salicylique.................	10 gr.
Vaseline	50 gr.

en application sur les membres.

Un moulage de la région latérale gauche a été pris en 1888 et se trouve au musée de l'hôpital Saint-Louis, sous le n° 879.

OBSERVATION III *(Résumée)*

Un cas de kératosis ichthyosis follicularis *(Journal of cutaneous and genito-urinary diseases*, 1889, p. 201).

Premier cas de James White.

A l'hôpital de Massachussets, un malade avait la peau recouverte d'une éruption bizarre.

Toute la surface, sauf la paume des mains et la plante des pieds, les parties génitales et quelques parties des bras, était recouverte d'une sorte de lésion pouvant se ramener à plusieurs formes :

1° De petits corps ronds de la dimension d'une tête d'épingle, unis, solides et ne différant pas de la couleur de la peau environnante ;

2° De papules un peu plus grandes, de forme ronde, unies ou polies, d'aspect corné et variant de la couleur rouge sombre au pourpre. Quelques-unes de ces papules ont été arrachées par le grattage et sont couvertes de croûtes démorrhagiques.

Ces deux formes sont entourées par une peau normale en apparence.

Toutes ces lésions occupaient le tronc et les membres, à l'exception de quelques parties de la face interne des bras. Des papules plus minces sont distribuées sur les flancs et sur une partie de la surface des bras et des jambes. A l'extrémité des membres inférieurs ce sont d'épaisses plaques, entourant complètement le membre, séparées par de profondes fissures. Les lésions les plus apparentes sont situées sur le sternum et le pubis.

Des placards unis, aplatis, noirâtres, forment une couche continue sur le dos des pieds et ressemblent à l'ichthyose noire cornée.

Les ouvertures folliculaires, énormément dilatées, forment une élévation hémisphérique. Elles occupent presque toute la surface de la partie supérieure de la face.

Sur le cuir chevelu, il y a des élevures de dimension moyenne. La croissance des cheveux est normale. Les paumes des mains et la plante des pieds sont peu altérées. L'extrémité des ongles est échancrée. La peau est très sensible à la pression, sauf autour des ulcères des membres inférieurs. Il y a presque partout du pus qui amène le malade à se gratter et par suite à enlever les productions cornées. Le malade répand une odeur intolérable, spécialement du côté des membres inférieurs, provenant de la décomposition de l'épithélium.

État. — Le malade est américain, âgé de quarante-neuf ans. Ses parents sont en bonne santé. Il ne présentait rien sur la peau jusqu'à son entrée dans l'armée, en 1862. Au conseil de révision, on ne remarqua rien. La première manifestation fut une trace sur l'épaule après une longue marche. Pendant les deux ou trois ans qui suivirent, il en eut un grand nombre sur le tronc. Deux ou trois ans après, les membres commencèrent à en être couverts. A partir de ce moment, les lésions s'étendirent sur toute la surface du corps, changeant progressivement de caractère. Sa santé générale fut toujours bonne. Pendant les derniers temps, l'odeur infecte, émanant de la peau, le tint éloigné de ses camarades.

La maladie est évidemment une kératose ou primitivement une hypertrophie, ou une cornification modifiée des couches épithéliales. Cela paraît être une affection spéciale différente de l'ichthyose ordinaire, dans le caractère de ses lésions individuelles, aussi bien que dans l'évolution de la maladie. Aussi White propose-t-il l'appellation d'ichthyose folliculaire ou kératose folliculaire.

OBSERVATION IV

Kératosis follicularis, Psorospermose folliculaire végétante *(Journal of cutaneous and genito-urinary diseases*, 1890, p. 13).

Deuxième cas de White.

Dans ce cas, il s'agit d'une malade en observation depuis dix-huit mois, une fille de vingt-un ans, fille du précédent. La maladie avait débuté à l'âge de cinq ou six ans par des taches brunes de chaque côté du front. Vers l'âge de quinze ans, les lésions s'étaient progressivement étendues, en respectant les membres inférieurs. La malade avait été amputée, cinq ans auparavant, de la cuisse. Elle avait été abandonnée par son père à une autre famille. Les lésions, qui occupaient principalement le front, les joues, le cou, la partie supérieure de la poitrine, etc., étaient formées par de petites papules, concrètes, sèches, brunes, dont la dimension variait d'une petite à une grosse tête d'épingle. Depuis quelque temps, on en constatait sur les côtés du nez et du menton. La région inguino-crurale présentait un certain nombre de lésions plus saillantes, fermes, brunes, occu-

pant les orifices pilo-sébacés. Bowen fit l'examen
histologique des croûtes ; il constata facilement les
corps de Darier. Il y vit de l'éléidine ; il resta dans le
doute au sujet de leur nature parasitaire.

OBSERVATION V

Congrès international de Dermatologie et de Syphiligraphie, tenu à Paris,
en 1889. Comptes-rendus publiés par le Docteur Henri FEULARD. p. 315.
— Sur un cas d'éruption acnéique généralisée, polymorphe, par M. le
Docteur EFTHYBOULE, de Constantinople (1).

La nommée Fatma, âgée de vingt ans, née à
Brousse, entra à l'hôpital Leinch-Kianul, à Scutari,
lit n° 29, le 28 mars 1888, pour une éruption d'un
aspect particulier dont elle est atteinte depuis un an
et qui est généralisée sur la moitié supérieure du
corps. Elle croit que cette éruption lui est survenue
à la suite d'une forte émotion qu'elle a subie pendant
qu'elle avait ses règles. Les règles se sont arrêtées
aussitôt pour ne plus jamais revenir depuis, et, quelques jours après, elle a remarqué une grande quantité de petits boutons rouges et confluents qui ont
poussé tout d'un coup à la région sternale de manière
à former une plaque éruptive occupant toute la hauteur de l'espace intermammaire. Au bout d'un certain
temps, d'autres boutons ont apparu sur la face dorsale des mains, puis à la tête, dans le cuir chevelu,
ainsi qu'aux parties avoisinantes du front et des tempes, à la ceinture, aux régions inguinales et génito-crurales, et ainsi s'est constituée entièrement, dans l'es-

(1) Cette observation qualifiée *acné polymorphe* a toujours été considérée, avec raison, comme d'une Dermatose de Darier.

pace de quelques mois, l'éruption que nous observons actuellement, sauf pour les boutons qu'on remarque sur le dos et que la malade prétend avoir vu pousser tout dernièrement. Quant à l'éruption qui siège à la paume des mains, la malade en ignore non seulement la date d'apparition, mais même l'existence, et c'est avec étonnement qu'elle s'en aperçoit au moment où nous attirons son attention de ce côté.

L'apparition de tous ces boutons était accompagnée de quelques démangeaisons qui ont cessé bien vite. Ce n'est qu'à la tête et dans les aines que l'éruption est encore aujourd'hui légèrement prurigineuse.

Disons de suite que cette jeune fille ne présente rien à noter du côté de ses antécédents. Elle n'a jamais fait aucune maladie, si ce n'est à l'âge de dix ans, une ophthalmie sans conséquences ; en particulier, elle n'a jamais eu, avant l'affection actuelle, d'éruption quelconque, ni sur la tête, ni ailleurs. Ses règles ont toujours été très régulières jusqu'au moment de leur brusque suppression qui a été suivie de l'apparition d'une leucorrhée persistante.

Examinons maintenant l'état des parties suivant les diverses régions du tronc, des membres et de la tête.

Tronc. — A la poitrine, on remarque une plaque éruptive qui a la forme d'une ellipse allongée et qui occupe toute la hauteur de la région présternale, entre les deux seins. Elle a une largeur de 5 ou 6 centimètres au niveau du milieu de sa longueur, tandis qu'elle s'effile à ses extrémités, en se terminant par des languettes. Toute l'aire de cette plaque est occupée par une multitude de petits boutons serrés les uns contre les autres, de manière à ne laisser entre eux aucune portion de peau saine, mais néanmoins distincts les uns des autres et non fusionnés ensemble, malgré l'extrême confluence.

Au pourtour de la plaque, au niveau de la fourchette du sternum, à la région de l'épigastre et surtout à la moitié interne de la surface des seins, existent plusieurs boutons de même nature, mais détachés, isolés, et rendant ainsi diffuses et mal arrêtées les limites de la plaque centrale. Tous ces boutons sont d'un rouge sombre, pleins, fermes, globuleux, proéminents à la surface de la peau et non enchâssés dans l'épaisseur du derme : en un mot, ce sont des papules. Le volume est uniforme pour tous et correspond à celui d'une graine de moutarde. Ils sont surmontés d'une croûte jaunâtre, qui se ramollit et tombe vite à cause de l'humidité de la région qui est constamment couverte de gouttes de sueur. Plusieurs de ces boutons, surtout parmi ceux qui occupent la périphérie, présentent une dépression centrale, comme une espèce d'ombilic.

En haut, la plaque sternale se termine par quelques boutons isolés qui figurent, par leur groupement, une languette dont la pointe ne dépasse pas le niveau des limites supérieures du sternum. Sur les côtés, les boutons qui occupent la peau du sein deviennent d'autant plus discrets qu'ils sont plus éloignés de la ligne médiane et finissent par disparaître tout à fait quelques centimètres en deçà du mamelon. En bas, l'extrémité amincie de la plaque sternale se continue sans interruption avec le foyer éruptif qui se trouve au niveau de l'abdomen et dont voici la disposition :

Un peu au-dessous de l'appendice xiphoïde, les

boutons disséminés de la région épigastrique se mettent à changer, petit à petit, de caractère et de
volume, deviennent petits comme des têtes d'épingle, noirs, durs, secs, acuminés, à l'instar d'un
comédon, commencent de nouveau à se multiplier et,
en se rapprochant les uns des autres, à former un
nouveau centre de confluence qui occupe une surface
plus large. Une bande, ainsi formée par ces saillies
rugueuses, pointues, conglomérées, d'une coloration
d'un brun foncé et d'une largeur de plus de deux
travers de doigt, descend verticalement au niveau de
la ligne médiane jusqu'à l'ombilic, et là, elle se divise
en deux branches horizontales, deux fois plus larges
qu'elle, qui parcourent de chaque côté la région de
la ceinture jusqu'aux flancs. La bande transversale
avec la bande qui, de son milieu, s'élève perpendicu-
lairement pour aller vers le creux des seins, forment
ensemble une espèce de T renversé. L'aspect de l'éruption, au niveau de ces bandes, rappelle l'acné cornée
de Vidal et Leloir ; ce sont des comédons conglomérés qui ont en même temps quelque chose de
l'ichthyose. Le doigt, promené sur ces saillies cornées terminées en pointe, donne une sensation parfaitement distincte de rugosité et de sécheresse. La
peau, sur laquelle sont parsemés les éléments éruptifs, est uniformément pigmentée, principalement
vers le côté droit de la ceinture, et sur ce fond, d'un
brun plus ou moins foncé, tranchent légèrement les
petites élevures acuminées par leur teinte noirâtre.

Une plaque de la même nature, formée également
de comédons conglomérés qui lui donnent une surface chagrinée, rude et sèche, existe au niveau de la

région sous-claviculaire du côté gauche, pas loin du bord du sternum. Elle a une forme irrégulièrement triangulaire et la largeur d'une pièce de cinq francs en argent. Les comédons sont ici moins pressés les uns contre les autres qu'au niveau des bandes abdominales, et la pigmentation de la peau sous-jacente n'est point manifeste.

Une autre trainée, d'une apparence et d'une constitution identiques, un peu plus large que l'index, se détache du milieu de la plaque éruptive qui — comme nous allons le voir — occupe l'aine droite. Elle se dirige obliquement en haut et en dehors et, après un parcours de plusieurs centimètres, elle se termine en pointe mousse à la hauteur de la crête iliaque. Aux régions inguino-pubienne et génito-crurales, l'éruption forme une large plaque qui figure dans son ensemble un triangle à base supérieure encadrant tout autour d'une bordure le triangle velu de la région. Ce n'est qu'au niveau de la ligne médiane, au-dessus du pubis, que les lésions font défaut, et l'on constate, à cet endroit, une mince bande de peau saine, de chaque côté de laquelle commence la portion inguino-génitale de la plaque, formant comme une corne dont la pointe se dirige en haut et en dehors vers les limites les plus reculées de l'aine. Ces deux cornes, occupant symétriquement les parties latérales de la région, constituent la base et les deux angles du triangle que figure ici le foyer éruptif, tandis que le sommet de ce triangle se perd insensiblement du côté du périnée. Les côtés latéraux du triangle se dessinent sur la partie la plus élevée de la face antérieure des cuisses, d'où la plaque éruptive gagne les

plis génito-cruraux occupant une surface de 4 à 5 centimètres à la face interne de la cuisse, tandis qu'elle
borde d'une bande beaucoup plus étroite la partie
externe de la grande lèvre de chaque côté.

L'aspect de l'éruption au niveau de cette plaque
inguino-crurale est absolument différent de celui que
nous avons déjà indiqué pour les autres régions du
tronc et rappelle un peu l'eczéma lichénoïde invétéré.
C'est une nappe papuleuse, sillonnée d'un réseau de
lignes légèrement déprimées qui dessinent dans leur
quadrillage une espèce de mosaïque, et qui sont les
traces manifestes des intervalles qui séparaient ori-
ginellement les papules agglomérées, et de la pression réciproque de celles-ci, les unes contre les autres, après leur fusionnement.

La surface de cette nappe, d'une coloration rouge
sombre, est couverte en grande partie de croûtes sèches, squameuses, d'un jaune foncé. Dans les sillons
génito-cruraux, à cause des conditions locales de
chaleur et d'humidité, elle est blanchâtre par la macération de l'épiderme qui se gonfle et s'épaissit,
mais ne se soulève pas. Plusieurs papules isolées,
qui siègent tout autour de cette portion de la plaque
principale, offrent absolument le même aspect. Un
certain nombre d'autres papules, disséminées sur les
confins des placards inguino-pubiens, en particulier
de celui du côté droit, sont traversées à leur partie
centrale par un poil.

Sur le dos, on remarque une grande quantité de
papules croûteuses ayant une apparence presque franchement acnéique, isolées les unes des autres et rangées irrégulièrement en séries longitudinales, de

façon à former dans leur ensemble une bande qui mesure toute la hauteur de la portion dorsale de la colonne vertébrale, dans une largeur de deux à trois travers de doigt.

Membres. — Les mains présentent, sur leur face dorsale, principalement au niveau du métacarpien du pouce et du premier espace inter-osseux jusqu'au delà du second métacarpien, un grand nombre d'élevures papuleuses qui rappellent vaguement l'aspect de la chair de poule. La vue les distingue comme proéminences, mais on les perçoit mieux au toucher, auquel elles donnent la sensation d'une peau de chagrin à gros grains, souple et molle. Leur sommet est en dôme, sans croûte ; leur base n'est pas nettement détachée de la peau environnante, mais se confond insensiblement avec elle en pente douce, ce qui fait qu'elles sont régulièrement espacées les unes des autres comme une série multiple de collines séparées par des vallons. La peau n'offre aucune rougeur congestive au niveau de ces papules, mais dans toute l'étendue du côté radial de la face dorsale des mains, elle présente une suffusion pigmentaire uniforme comme si elle eût été brunie par un soleil ardent.

La lésion est, à tous les égards, plus accentuée à la main gauche.

Dans la paume des mains, surtout à la région hypothénar, on constate d'innombrables petites saillies rangées en séries parallèles suivant les plis de la peau, saillies d'une coloration jaune, quelques-unes coniques et pointues ; d'autres, et ce sont les plus nombreuses, centrées d'un point noir déprimé audessous de leur surface ; on dirait, pour celles-ci, des perles fausses qu'on aurait incrustées à plat sous l'épiderme. Elles donnent, sous le doigt promené sur elles, une sensation nette d'aspérités dures et rugueuses de râpe. Contrairement à ce que nous avons remarqué au sujet de la face dorsale, ici les lésions sont plus prononcées à la main droite qu'à la main gauche.

Verrue vulgaire, grosse comme un grain de chènevis, sur le dos de la première phalange du pouce de la main gauche ; une autre, exactement pareille, sur la première phalange de l'index droit.

Aucune lésion sur le reste de l'étendue des membres supérieurs. Rien non plus aux membres inférieurs, si ce n'est une verrue, un peu plus grosse que celles des doigts, sur le gros orteil du pied gauche.

Tête. — Tout le cuir chevelu est uniformément occupé par des squames séborrhéiques dont la couleur varie du blanc au jaune ; quelques-unes, qui siègent principalement au sommet de la tête, sont molles, cireuses et franchement jaunes comme les croûtes faviques ; d'autres, qu'on rencontre plutôt sur les parties périphériques du cuir chevelu, sont blanches, dures, sèches, sous forme d'amas d'apparence plâtreuse, à l'instar des monticules psoriasiques, et offrent une rugosité marquée à la main passée dessus.

Aux parties latérales du front, de chaque côté, une plaque large de 5-6 centimètres déborde la lisière des cheveux sur une hauteur de 2-3 centimètres, se continuant sans interruption avec l'éruption du cuir chevelu, mais prenant ici l'aspect d'un eczéma squamo-croûteux. Au niveau de la plaque frontale gauche, existent, par-ci, par-là, quelques lacs purulents, et l'on peut, en pressant latéralement, faire sourdre de la matière comme à travers un crible. En dehors de chacune de ces plaques, quelques papules croûteuses, disséminées sur les parties les plus reculées du front, servent de trait d'union entre la lésion frontale et une plaque de la même nature et du même aspect, qui se trouve au niveau de la tempe et de la région préauriculaire, de chaque côté, comme une expansion émanant également de l'éruption du cuir chevelu, au-devant de la bordure des cheveux. Ces quatre plaques se terminent, en avant, par un bord nettement dessiné, plus ou moins arciforme, et figurent ainsi, dans leur ensemble, des cheveux en bandeaux lisses ou encore une guirlande à festons dont le front serait ceint.

Dans les conduits auditifs, et principalement à la conque du pavillon, surface humide à lamelles cornées, macérées, d'un jaune sale, amoncelées les unes sur les autres.

Derrière les oreilles, surtout à droite, productions verruqueuses d'un brun foncé, agglomérées, quelques-unes pédiculées, comme de petites tumeurs molles, pendantes.

La face est rouge, injectée, mais sans aucune lésion appréciable. La peau est grasse, luisante, au niveau des ailes du nez et des joues, piquetée par places d'orifices béants de glandes sébacées.

La langue est blanche, rugueuse, chagrinée, avec plusieurs petits points rouges du volume d'une tête d'épingle, disséminés sur le tiers antérieur de la face dorsale, pareils aux clous dorés des tapissiers. Les papilles sont très développées sous de petits filaments blancs allongés comme les poils d'un cœur d'artichaut. On les aperçoit plus nettement en cherchant à étaler, à déplisser la langue. — Lacis vasculaire à vaisseaux variqueux entrelacés, à la face interne de la lèvre inférieure.

A la face interne de la joue droite, près des dernières molaires, plaque blanche allongée, avec quelques papules blanches isolées au-devant d'elle. La malade sent ces lésions avec la pointe de la langue promenée à leur surface, et éprouve une sensation purement tactile qu'elle compare à celles que donnent les élevures de la face dorsale des mains au doigt qui les frôle. — Elle ne fume pas.

Pendant tout le temps que nous avons eu la malade en observation (environ deux mois), l'éruption n'a présenté aucune amélioration, malgré divers traitements institués *intus* et *extra* (huile de foie de morue, arsenic à haute dose. — Savon noir, goudron, acide salicylique dans un mélange de glycérine et d'alcool, pommade phénico-mercurielle de Unna). — La seule modification que nous ayons remarquée est que toute application grasse ou humide, faite au niveau des lésions de l'espace intermammaire, donnait un aspect blanc-bleuâtre aux boutons par la macération de l'épiderme qui finissait par se déchirer sous forme d'une étoile à trois branches, laissant voir, au fond de cette déchirure trifide, un derme rouge, tranchant également ment sur la couleur gris-perle de l'épiderme environnant. Consécutivement, il se formait des croûtes jaunâtres au centre des papules.

OBSERVATION VI

C. Bœck. Vier Falle Dariers'che Krankheit *(Arch. f. Dermatologie und Syphilis*. t. XXIII, 1891, p. 857).

C'est le second travail de Bœck ; il s'y trouve quatre observations :

Premier cas. — Il s'agit d'un homme robuste de vingt-un ans, antérieurement soigné par Bidenkap, qui avait diagnostiqué un *lichen ruber acuminatus*. La maladie était fort ancienne et remontait vers l'enfance, plus exactement à l'âge de dix ans environ. Les lésions étaient typiques, très peu développées à la face, sauf sur le nez, abondantes à la nuque ; autour du cou, au-devant du sternum, dans les aisselles, sur l'abdomen, dans les aines ; le dos des mains et des pieds offraient un aspect verruqueux tout à fait différent des lésions papulo-croûteuses du tronc. Les aisselles, le ventre, les aines étaient fortement végétants, humides et suintants. Les ongles étaient altérés. Il fut blanchi mais non guéri par les pâtes, les colles, etc.

Deuxième cas. — Homme robuste de quarante-sept ans offrant des altérations typiques dans les lieux d'élection : le cou, la région sternale, l'abdomen, les aines, les aisselles, dans-les plis, les lésions sont très végétantes et très suintantes. La peau de la face est rouge, épaisse, rude au toucher : le dos des mains et des doigts sont verruqueux. Altération des ongles ; toute la peau est pigmentée en brun ; il n'y avait pas de démangeaison. La maladie avait débuté à l'âge de seize ans. Au bout de quinze mois de traitement, le malade était à peine amélioré; ses deux fils sont les sujets des deux observations qui suivent.

TROISIÈME CAS. — Jeune homme de dix-huit ans. L'observation est presque semblable à la précédente; toutefois, l'auteur note formellement qu'en différents points, particulièrement au niveau de l'abdomen, les papules paraissent être tout à fait indépendantes des orifices folliculaires. La peau des organes génitaux était saine. Le dos des mains ne présentait que de très faibles anomalies; celle des doigts est tout à fait intacte, et cependant les ongles en étaient fortement altérés. Les ongles des orteils étaient aussi fort épaissis, bien que la peau des pieds parût saine. Enfin, indépendamment des efflorescences types, on voyait de nombreuses taches pigmentaires.

QUATRIÈME CAS. — Garçon de quatorze ans. Chez lui, les lésions sont semblables à celles des deux précédents malades; toutefois, elles sont particulièrement développées sur la face; le dos des mains offre un état verruqueux très accentué et les ongles sont malades. Nous ne trouvons pas de renseignements sur l'état des muqueuses. Au point de vue clinique, Bœck insiste sur des régions unguéales, sur le début par le cuir chevelu, etc. Il donne un examen microscopique dont nous avons déjà signalé l'importance. Il n'admet pas la nature parasitaire des corps ronds. Il les considère comme des cellules épidermiques dégénérées (éléidine) consécutivement à une anomalie de la kératinisation, et il étudie tout particulièrement les lésions dites de fissuration.

OBSERVATION VII

Deux cas de Dermatose de Darier. par E. Schweninger et F. Buzzi
(*Atlas international des maladies de la peau*, t. XIII).

Introduction. — L'affection dont nous allons parler n'est pas très ancienne; en tout cas, la littérature des trois dernières années nous a déjà renseigné sur dix cas pareils, dont le premier, paru en Allemagne, provenait de notre Clinique et a déjà été l'objet d'une publication (Buzzi et Miethke, *Über die Dariers'che Dermatose : Monatsheft, f. prak. Derm.*, 1891, n° 1 und 2). Si cette affection n'est pas très rare, il n'en est pas moins vrai qu'elle est peu connue; il faut ajouter que les opinions, qui existent sur son étiologie et sa nature, sont tout à fait contradictoires.

Premier cas. — *Anamnèse, Etat actuel, Traitement, Evolution*. — Il s'agit ici d'un malade qui entra, le 1er juillet 1890, à la Clinique des malades cutanés de l'Hôpital de la Charité, pour une éruption du cuir chevelu.

Cet homme est âgé de seize ans et polisseur de métaux ; sa mère serait morte, il y a treize ans, d'un cancer. Pendant son jeune âge, il fut atteint de la rougeole, de la diphtérie et d'une inflammation pulmonaire.

L'affection, par laquelle le malade entre à l'hôpital, a débuté il y a sept ans.

Elle a été soignée plusieurs fois, s'est améliorée par intervalles, mais a toujours récidivé.

Tout le cuir chevelu est recouvert d'un eczéma impétigineux et, en outre, d'une éruption particulière formée de saillies d'un gris-jaunâtre, se laissant enlever avec l'ongle ou avec la pointe d'un scalpel. Le malade est bien bâti, mais amaigri.

Après un traitement de quatre semaines, le cuir chevelu du malade est complètement guéri.

Les autres régions malades furent traitées de différentes façons. Le cou et les mains avec une pommade résorcinée au 10/100°.

Deuxième cas. — *Anamnèse*. — M. W..., quarante-six ans, israélite, non mariée, entre à la Charité, le 19 février 1902. Elle est atteinte depuis trente ans d'une affection cutanée qui débuta au niveau des plis inguinaux et des régions abdominales adjacentes.

État actuel. — Presque tout le corps, à l'exception de la figure, du cou, des faces palmaires des mains et des pieds, est le siège d'une éruption particulière, verruqueuse, constituée par des nodules plus ou moins rapprochés, de couleur gris sale ; au niveau des plis des aisselles, des régions inguinales, là où la sueur produit de la macération, leur coloration est d'un gris-rouge. L'éruption présente un tout autre aspect au niveau de la face dorsale des mains. Ici, l'épiderme est épaissi en totalité.

Évolution. — Tout d'abord, on voit apparaître, à la suite d'un prurit vif, une tache de la grandeur d'une lentille au centre de laquelle se produit rapidement une saillie ronde, plus ou moins transparente, d'où l'on fait sourdre, par la pression, une petite goutte de sérosité claire, suivie d'une plus grosse goutte de sang.

Le traitement fut employé au niveau des parties glabres du corps, par places et compartiments, avec des pommades à l'acide pyrogallique, à 10 ou 15 %. Le cuir chevelu fut d'abord soigné au moyen de l'huile d'olive ; puis, après ramollissement et enlèvement des croûtes, avec une pommade à l'oxyde de zinc et au thiol au 10 %.

Les résultats de l'examen microscopique peuvent se résumer comme suit :

1° Inflammation chronique du derme avec hyperplasie des papilles et production très abondante de pigment ;

2° Inflammation chronique dans la couche malpighienne (exsudation, immigration de cellules lymphoïdes, etc.) avec caractère en partie progressif, en partie régressif, et comme résultat final une hyperplasie de toutes les parties de la couche ;

3° Par conséquent, hyperplasie de la couche granuleuse, mais avec un caractère paratypique par place ;

4° Trouble considérable du processus de kératinisation avec hyperplasie, mais surtout parakératose ;

5° Présence dans toutes les couches épidermiques (non pas dans le derme) de corpuscules coccidiformes étranges qui se montrent tantôt extracellulaires (grains), tantôt intracellulaires (corps ronds) ;

6° Ces corps ronds subissent, comme les cellules épithéliales, une kératinisation plus ou moins complète.

Diagnostic différentiel. — Pour assurer le diagnostic, il ne faut jamais oublier de faire l'examen microscopique au moins des masses épidermiques que l'on obtient par un simple grattage. Mais comme la

présence des corpuscules coccidiformes n'est pas absolument pathognomonique, des doutes pourraient
encore subsister ; ces doutes ne peuvent être complètement éliminés que par l'examen microscopique
d'une coupe à travers une efflorescence.

OBSERVATION VIII

Bulkley. Psorospermose follic. cutis (Referat in *Monatsheft für praktische Dermatologie*, t. XIII, 1891, p. 169).

Voici l'observation de Bulkley, d'après une analyse Nous aurions voulu voir le texte original, afin
d'être assuré qu'il ne s'agit pas du malade de Lustgarten ; mais nous avouons n'être pas fixé à ce sujet.
Le malade de Bulkley est un ancien soldat de l'armée américaine. Il aurait fait une chute dans l'eau,
vingt-sept ans auparavant. Il s'ensuivit une courte
maladie et, bientôt après, se développèrent de nombreuses petites saillies papuleuses brunes sur le front
et le devant de la poitrine. Depuis ce temps, la maladie s'est, pour ainsi dire, installée à demeure,
s'augmentant progressivement, de telle sorte que
presque tout le tégument est plus ou moins envahi.
L'auteur donne la description clinique de lésions
tout à fait typiques de la maladie de Darier. L'examen microscopique montre des psorospermies. Un
traitement antiparasitaire amène une certaine amélioration. Bulkley ajoute que le malade avait été vu
par de nombreux médecins qui avaient émis des
opinions variées à son sujet. Il cite huit cas de maladie de Darier, parmi lesquels un de Morrow, que

nous ne connaissons pas autrement. Il est à noter
que le malade de Bulkley était âgé de quarante-six
ans, tandis que celui de Lustgarten est âgé de quarante-neuf ans.

OBSERVATION IX

On Psorospermosis follicularis : Lustgarten. *Journal of cutaneous and
genito-urinary diseases*. 1891, p. 7.

Homme de quarante-neuf ans, ancien soldat. Maladie aurait débuté en 1864 par des picotements
dans les mains. Depuis cette époque, elle n'a jamais
guéri ; elle a été constituée par l'apparition successive
d'efflorescences nouvelles ; il y avait vingt-cinq ans
qu'il fréquentait les dermatologistes de New-York
lorsqu'il arriva à Lustgarten. Depuis un grand nombre d'années, l'affection était à peu près stationnaire ;
la face et le cuir chevelu sont malades ; ainsi la partie
antérieure et postérieure du tronc, les régions pré-
sternales et inguinales, les membres (face externe du
bras gauche), coude, genou, sont un peu moins
atteints. Rares éléments sur les cuisses et les jambes.
Tous les ongles sont dégénérés, épais, cassants,
grisâtres. Pigmentation autour des efflorescences de
la face, dilatation notable des follicules. Au cuir chevelu, alopécie, croûtes folliculaires ou diffuses, petites
surfaces atrophiques entre les éléments. Sur le corps,
nodules rouges, bruns, dont la dimension varie de
celle d'un grain de millet à celle d'un grain de chènevis. Quelques-uns offrent un cheveu au centre. Les
éléments sont tantôt disséminés, tantôt agglomérés.

Apparence végétante dans les plis inguinaux avec suintement fétide. La paume des mains et la plante des pieds sont normales. Le malade est neurasthénique. Au microscope, corps de Darier; l'examen histologique ne donne rien de bien nouveau. Lustgarten était alors assez disposé à admettre la nature psorospermique des corps ronds et le siège folliculaire de la maladie. Le malade fut aussi précédemment le sujet d'une note de Piffard.

OBSERVATION X

PAWLOFF. Zur Frage der sogen. Psorospermose follic. végétante Darier (*Arch. für Dermatologie; Ergænzungsheft*, t. XXV, 1893, p. 195).

PREMIER CAS. — Paysanne âgée de seize ans, qui porte depuis longtemps des lésions étendues à une grande surface du tégument. C'est une malade d'un développement moyen, réglée irrégulièrement, sans lésions viscérales apparentes. Muqueuses saines. Elle n'offre aucun antécédent héréditaire ou collatéral. La maladie aurait débuté au cours de la quatrième année de l'existence. Sur le visage, elle est constituée par l'existence, sur la face, de nombreux nodules d'une coloration jaune clair, plus ou moins surchargés de croûtes. Il existe des croûtes abondantes et sèches sur le cuir chevelu et le front. Les téguments du front, des joues, des oreilles, du menton sont plus ou moins rouges, semés de très petites papules dont quelques-unes sont croûteuses. Sur le nez et dans le sillon naso-jugal, de nombreux comédons. Il existe des papules croûteuses semblables sur le cou, la région claviculaire, le dos, au niveau du sacrum, sur la partie supérieure des fesses, dans les aisselles ; tous ces nodules sont souvent très bruns, avec des croûtes épaisses. Sur le côté externe des avant-bras, le dos des mains et des doigts, il existe de très petites papules disséminées. La couche cornée des paumes est épaissie ; mêmes lésions sur les pieds ; en outre, hyperidrose. Les ongles sont courts, épaissis, écaillés.

Deuxième cas. — Paysanne de vingt-huit ans ; elle fut amenée à la Clinique pour une poussée de dermite aiguë provoquée ; mais elle portait, en outre, des accidents d'une dermatose chronique, dont le début remonte aux premières années de la vie. Le père et un frère ont des éphélides. Sa mère, qui est morte, aurait eu une maladie de peau semblable à la sienne. L'affection était constituée par des éléments éruptifs tout à fait caractéristiques, dont la description et la distribution ressemblaient beaucoup à celle de la précédente malade. Les ongles étaient malades. Il y avait une hyperidrose marquée des extrémités. On notait, en outre, un grand nombre d'éphélides sur les parties découvertes.

Pawloff donne un examen histologique avec figures qui ne contient pas de renseignements bien nouveaux. Les lésions occupaient non seulement l'orifice des follicules pilo-sébacés, mais encore ceux des sudoripares, et ils s'étendaient aux zones intercalaires. Pawloff décrit soigneusement les lésions de fissuration. Il ne croit pas que les corps ronds soient des parasites. Voulant donner une interprétation pathogénique, il insiste sur les lésions unguéales, l'abon-

dance des taches pigmentaires, le grisonnement précoce de la chevelure. Il pense qu'il pourrait bien
s'agir là d'une dystrophie d'origine nerveuse.

OBSERVATION XI

Walter Petersen. Über die sog. psorospermien bei der Dariers'che
Krankheit (*Centralblatt für Bakteriologie und Parasitenkunde*, t. XIV,
1893, p. 477).

Il n'y a à peu près pas d'observation clinique. Petersen dit, en substance, que son malade était tout à
fait caractéristique. Il fait une étude histologique très
détaillée, qui a principalement pour but d'élucider
la nature des corps et des grains. Il conclut naturellement qu'il n'y a point là de psorospermies. Les
corps ronds ne sont que des formes dégénératives
des cellules épidermiques. Il a pu observer toutes les
formes de transition entre les cellules épidermiques
et les corps de Darier. Il ajoute que ces derniers ne
sont point spécifiques : ils contiennent de l'éléidine
et de la kérato-hyaline, et on peut les observer dans
nombre d'autres processus hyperkératosiques. En
général, toutefois, il n'a trouvé que rarement des in-
clusions intracellulaires, comme les avait décrites
Buzzi et Miethke. Bien entendu, toutes les tentatives
d'inoculation et de culture ont échoué.

OBSERVATION XII

MOUREK. Ein Beitrag zur Lehre von der Dermatosis Darier *(Arch. für Dermat. und Syph.,* B. XXVII, 1894).

Observation très détaillée prise à la Clinique de Janovski, à Prague, et accompagnée de bonnes figures histologiques. Il s'agit d'un homme né en Bohème et âgé de cinquante-quatre ans, sans antécédents héréditaires, porteur d'une hernie inguino-scrotale double avec fistule du scrotum, dont l'origine n'est pas très exactement indiquée. La maladie aurait commencé en 1891, en octobre, et le malade vint à la Clinique de Janovski le 22 avril 1892. L'affection aurait débuté par le scrotum. A son entrée, l'homme était porteur d'une double hernie inguino-scrotale. Pas de lésions appréciables des viscères ; point d'anomalie dans les urines. Les accidents auraient commencé par le scrotum. Le cuir chevelu est épaissi, semé de nombreuses petites papules brunes, croûteuses, dont quelques-unes étaient traversées par un cheveu. Sur le front, on voit de nombreux petits nodules, jaunes ou rouge-bruns, isolés ou groupés. Mêmes lésions sur la nuque. Le nez, les joues et les paupières sont sains. Sur le cou, dans les régions supra et infra-claviculaires, il y a de nombreux nodules. Des éléments groupés ou dispersés se rencontrent au niveau du sternum, sur le thorax, le dos, le ventre. Ces éléments sont quelquefois infiltrés et excoriés, séparés par des intervalles de peau brune ; ils sont très nombreux et très développés dans les aisselles, remplis de produits macérés. On les constate également en grand nombre au niveau des coudes, sur le côté interne de l'avant-bras, le dos des mains et des doigts. Les ongles sont striés en long ; celui de l'index droit est coloré en brun ; les extrémités inférieures sont dans le même état que les mains. Les ongles des orteils sont très altérés, recourbés en griffes dans les régions inguinales et scrotales, vastes efflorescences, végétantes et suintantes ; les muqueuses sont saines. Démangeaisons assez vives.

On trouvera plus loin la fin de l'histoire du malade, dont Ehrmann eut plus tard l'occasion d'observer le fils atteint de la même maladie. Nous pouvons dire toutefois qu'il mourut un an plus tard, probablement de néphrite. Mourek donne un examen histologique très détaillé. Il considère que les corps ronds de Darier résultent de processus dégénératifs. Il admet qu'on y constate aussi des signes de nécrose. Il a essayé de se rendre compte si l'on y trouvait des signes certains de dégénérescence hyaline. Mais il ne pose pas à ce sujet de conclusion ferme.

OBSERVATION XIII

RILLE. *Annales Dermat. et Syph.*, 1897, p. 1106. — Congrès allem. de Francfort, 1896.

Rille fait une communication sur les rapports qui peuvent exister entre la psorospermose folliculaire et l'acanthosis nigricans, mais nous n'avons pas trouvé d'observation détaillée du malade qui a fait le point de départ de la note. Rille ajoutait que les cas

de Schwimmer, de Amicis, de Neumann offraient
bien des points de contact soit avec l'acanthosis
nigricans, soit avec d'autres processus morbides,
bien que l'on y pût rencontrer des formations anatomiques rappelant les corps de Darier.

OBSERVATION XIV

HALLOPEAU. Sur un nouveau cas de maladie de Darier et ses rapports
avec la dystrophie papillo-pigmentaire *(Annales Dermat. et Syphiligraphie,* t. VII, 1896, p. 737).

Le nommé Guér..., âgé de soixante-un ans, couché
au numéro 34 de la salle Bazin, est manifestement
minus habens et ne donne que des renseignements
très incomplets sur ses antécédents. Il affirme cependant que sa santé antérieure a été généralement
bonne et que sa maladie actuelle n'a commencé qu'il
y a peu de mois. Exerçant la profession de charretier,
cet individu est de taille et de constitution moyennes.

La plus grande partie de sa surface cutanée est le
siège d'altérations. Une tuméfaction considérable,
avec creusement en dehors de la lèvre inférieure et
un certain degré de prognathisme que cette hypertrophie exagère, en apparence, donnent à son visage un
aspect tout particulier, presque anthropoïde.

L'aspect de cette lèvre inférieure rappelle celui du
syphilome hypertrophique : ce sont ces altérations
qui attirent, en premier lieu, l'attention ; le malade
affirme, d'ailleurs, qu'il a toujours eu la bouche faite
ainsi.

En examinant la face muqueuse de cette lèvre, on y

voit des traînées érythémateuses entremêlées de taches décolorées et indurées ; en outre, on y constate, par l'inspection et le toucher, la présence de nombreux nodules isolés ou agminés, résistant à la pression ; leur volume varie entre celui d'un grain de millet et celui d'un grain de chènevis. Ces mêmes nodules existent, plus saillants et nettement détachés, sur la face muqueuse de la lèvre supérieure ; on en trouve également quelques-uns sur la face interne des joues, au voisinage des commissures. Plusieurs d'entre eux présentent, dans leur partie centrale, une dépression ponctiforme d'où l'on voit sortir une goutte de liquide visqueux. Il n'est donc pas douteux qu'il ne s'agisse là de glandes muqueuses considérablement hypertrophiées.

La peau du nez est rouge et épaissie ; les orifices sébacés y sont dilatés.

A la partie postérieure des joues, on voit des nodosités résistantes au toucher, moins colorées que les parties avoisinantes. Un certain nombre d'entre elles présentent, dans leur partie médiane, un orifice sébacé plus ou moins dilaté.

Ces mêmes saillies nodulaires sont abondantes dans les téguments sous-jacents aux paupières inférieures ; ceux-ci sont tuméfiés, les plis cutanés y sont normalement accentués.

Au niveau des commissures labiales, on voit les mêmes nodosités saillantes ; on les retrouve plus volumineuses au-devant de l'oreille gauche. Elles sont également très nombreuses dans le sillon rétroauriculaire et la partie postérieure de la conque ; de nombreuses dilatations ponctiformes se trouvent dans

la peau qui tapisse la face interne de cette conque ;
les mêmes altérations existent à droite, un peu moins
prononcées. Les vaisseaux du visage, surtout ceux
des joues, sont très dilatés.

L'exagération très prononcée des plis de la face,
particulièrement du front, contribue, avec le gonfle-
ment des paupières qui a rapetissé les yeux et la
saillie buccale, à donner à cette physionomie un
aspect des plus étranges.

Le cuir chevelu est le siège de nombreuses dépressions longitudinales ; sur les parties saillantes qui
les entourent, on perçoit une induration et l'on constate une dilatation des orifices pilo-sébacés ; il y a,
en outre, un certain degré de desquamation.

Ces sillons sont, pour la plupart, antéro-posté-
rieurs ; la chevelure paraît plus épaisse à leur niveau ;
c'est une illusion d'optique due à l'entrecroisement
des cheveux implantés sur les faces déprimées des
sillons.

On remarque aussi, sur le cuir chevelu, un certain
nombre de papules surmontées de croûtelles.

Au cou, et particulièrement sur ses parties latérales, on constate des altérations diffuses : elles consistent surtout en une coloration bistrée ; il s'en détache des saillies nodulaires du volume d'un grain de
chènevis, violacées, érythémateuses ; leur partie centrale présente souvent, soit un poil, soit une dépression avec concrétion d'apparence séborrhéique ; elles
sont isolées ou confluentes ; des éléments plus petits,
miliaires, se groupent en cercles irréguliers.

Dans le dos, les altérations occupent surtout la région médiane en s'étendant latéralement jusqu'au

bord interne de l'omoplate ; elles consistent surtout en des élevures bistrées, pour la plupart, agminées en groupes irrégulièrement circulaires. Un certain nombre sont surmontées de fines croûtelles qui paraissent le plus souvent correspondre à des orifices sébacés.

' Dans la partie inférieure de la région dorsale et aux lombes, ces élevures sont confluentes en larges placards, tout en restant, pour la plupart, distinctes. Leur consistance est ferme, presque cornée ; elles sont violacées, livides et parsemées de dépression d'aspect cicatriciel ; il n'est pas rare de les voir disposées en séries curvilignes ; on note quelques traces de grattage dans la région lombaire.

Les mêmes altérations existent sur les parties antérieures et latérales du tronc.

Dans les flancs, les papules sont isolées ou groupées, soit en cercles, soit en anneaux irréguliers ; elles sont remarquables par leur coloration bistrée et livide ainsi que par les croûtelles qui les surmontent. Beaucoup de saillies présentent, dans leur partie centrale, des dépressions ponctiformes. La peau de l'ombilic et de son pourtour est érythémateuse et parsemée de saillies nodulaires.

Dans le sillon interfessier, les plis sont très exagérés ; les téguments sont indurés ; on y voit un très grand nombre de saillies nodulaires de coloration érythémateuse ou bistrée ; leur volume augmente à mesure qu'on se rapproche de l'anus ; près de l'orifice, une de ces saillies atteint les dimensions d'une grosse lentille ; elle est très résistante au toucher.

Les saillies sont très abondantes dans la région

sus-pubienne ; elles s'y groupent en placards dont l'aspect rappelle celui de l'eczéma sec.

Les lésions sont très prononcées dans les creux axillaires ; on y voit, à côté des saillies nodulaires, des placards à contours nets d'apparence également eczémateuse : ils desquament.

Aux membres supérieurs, les altérations occupent les faces internes des bras, les plis des coudes et presque toute la surface des avant-bras ; elles consistent surtout en une coloration bistrée mélangée d'érythème avec épaississement des plis de la peau et desquamation légère ; de nombreuses papules plus ou moins colorées, d'aspect lichénoïde, s'en détachent ; quelques-unes ont un poil dans leur partie médiane ; elles s'accentuent de haut en bas. Au-dessus des poignets, sur la partie antéro-inférieure des avant-bras, elles sont notablement plus dures, plus saillantes, criblées de dépressions ponctiformes ; on en retrouve un petit nombre dans les paumes des mains ; plusieurs y sont comme translucides. Dans ces dernières régions, les saillies formées par les crêtes papillaires sont beaucoup plus accentuées qu'à l'état normal ; il en est, par suite, de même des sillons qui les séparent.

Sur le dos des mains, on remarque une coloration erythémateuse avec dilatation des orifices pilo-sébacés ; de très fines et innombrables dépressions ponctiformes donnent à ces régions un aspect granité tout particulier ; il est surtout très prononcé sur les faces dorsales des doigts : il faut signaler encore, sur le dos des mains, la présence de saillies dont quelques-unes ont l'apparence de verrues ; elles sont nombreuses au niveau des espaces interdigitaux.

La striation verticale des ongles est exagérée.

Dans les régions inguinales, les saillies nodulaires sont trés développées.

Les altérations sont moins prononcées au niveau des membres inférieurs ; cependant, on y retrouve les mêmes saillies nodulaires avec coloration bistrée sur les parties antéro-internes des cuisses et à la partie postérieure des jambes où elles atteignent, par places, le volume d'une lentille ; elles sont isolées ou agminées ; leur couleur est d'un brun-jaunâtre ; à la partie interne de la jambe, un de ces placards est devenu végétant ; irrégulièrement quadrilatère, il forme une élevure de 3 à 4 millimètres ; son plus grand diamètre mesure environ 1 cent. 1/2 ; sa consistance est ferme ; sa surface hérissée de saillies miliaires.

Il n'y a pas d'adénopathies.

Le centre du dos de la langue est hérissé de papilles villeuses très allongées.

Il n'y a pas de signes d'affections viscérales autres qu'une bronchite généralisée avec submatité et expiration rude au sommet gauche.

OBSERVATION XV

J.-T. Bowen. *Journal of cutaneous and genito-urinary diseases*, 1896, p. 209. — Kératosis follicularis, psorospermose follic. végét. Darier.

Femme de vingt-neuf ans, canadienne française, sans antécédents héréditaires ou personnels. Début, à l'âge de dix-sept ans, par la peau de la face. Femme plutôt frêle, brune, avec le facies caractéristique. La lésion est constituée par de petites élevures papillaires grosses comme une tête d'épingle (quelquesunes plus petites), ombiliquées au centre. Il en est qui contiennent du pus. Le front, le sillon nasolabial, les tempes, étaient particulièrement envahis; à ce niveau, le doigt percevait une sensation râpeuse, etc... Lésions abondantes et très développées au devant et au pourtour des oreilles et à l'orifice du conduit auditif externe : en arrière des oreilles, surface irrégulièrement papillomateuse. Cheveux noirs et solides. Le cuir chevelu est recouvert de concrétions grasses, adhérentes, de pustulettes et d'excoriations. La lèvre supérieure est épaissie et papillomateuse. Efflorescences nombreuses et serrées, noires et graisseuses, dans les régions sternales scapulaires et inguino-pubiennes. Peu de lésions sur les bras et les jambes. Les mains et les pieds sont sains. Ongles des doigts fragiles, ongles des orteils sains.

OBSERVATION XVI

Un cas de kératose folliculaire (maladie de Darier) limité à la tête et aux mains, par John Bowen (*Annales de Dermatologie et de Syphiligraphie.* 1898).

C'est le premier cas connu de kératose folliculaire où les lésions aient été exclusivement limitées à la tête et aux mains.

La malade était une femme de trente-trois ans, célibataire, née dans la Nouvelle-Angleterre et habitant une petite ville voisine de Boston.

Personne dans sa famille, soit parmi ses ascendants, soit parmi ses collatéraux, n'a présenté de traces d'une maladie cutanée ayant quelque importance, à l'exception de sa mère, qui, dit-elle, a les mains dans un état ressemblant à celui où sont les siennes. Elle-même jouit d'une bonne santé et, en dehors des maladies de l'enfance, n'a eu qu'une pleurésie remontant à sept ans.

Cette femme vint me consulter en raison des lésions qu'elle portait sur la face et qui, à son dire, ont pris leur apparence actuelle pendant les trois dernières années. Elle est absolument certaine que, auparavant, la peau du visage, quoique étant toujours plutôt rude et épaisse, ne présentait aucune des lésions qu'on y constate actuellement. Elle reconnaît cependant que la peau de ses mains, aussi loin que remontent ses souvenirs, n'a jamais eu un aspect normal, quoiqu'elle ne s'en soit jamais préoccupée spécialement. Elle pensait qu'elle avait la peau épaisse et rude.

A première inspection, la peau de la face était épaisse, pâle, onctueuse, avec une teinte brunâtre, particulièrement marquée autour des tempes et sur les limites du cuir chevelu. A un examen plus attentif, il semblait que la peau, dans toute l'étendue de la face, était épaissie et couverte d'un grand nombre de petites papules, très légèrement saillantes, quelques-unes centrées par une dépression qui était occupée par une sorte de petit bouchon ou de cône d'apparence graisseuse. Cet aspect était particulièrement marqué dans les plis naso-labiaux et dans les régions temporales au voisinage de la bordure du cuir chevelu.

Cependant, c'était en arrière des oreilles que siégeaient les lésions les plus prononcées ; à ce niveau, l'aspect était absolument celui que l'on observe dans d'autres cas plus nets de maladie de Darier ; les éléments considérés en particulier étaient beaucoup plus larges que ceux qui occupaient la face et étaient constitués par des saillies papuleuses, fermes, très rapprochées les unes des autres, avec une dépression centrale occupée par un bouchon ou un cône graisseux.

Les papules étaient, en beaucoup de points, confluentes, et toute la masse située dans la région rétro-auriculaire avait un aspect irrégulier et papillomateux. A la partie supérieure du cou, il y avait quelques petites papules disséminées, dont la partie saillante avait l'aspect gras de la matière sébacée. Le cuir chevelu était couvert de croûtes grasses sébacées et de squames, différant de l'état séborrhéique ordinaire en ce que beaucoup de croûtes s'enfonçaient dans des dépressions d'où on pouvait facilement les arracher. La chevelure était épaisse et vigoureuse.

Les mains, qui, d'après la malade, avaient toujours présenté quelques lésions aussi loin qu'elle pouvait se souvenir, étaient couvertes sur leur face dorsale de petites papules fermes, serrées les unes contre les autres, ayant toutes les mêmes dimensions et de couleur absolument identique à celle de la peau normale. Il n'y avait ni croûtes, ni dépressions, et les papules étaient recouvertes d'une couche cornée ininterrompue et épaissie, qui leur donnait l'apparence verruqueuse. La cohérence de ces papules donnait lieu à un épaississement en masse de la peau à la face dorsale de la main. A la paume des mains, la

peau était très épaissie avec exagération des dépressions et des plis normaux. Les ongles étaient un peu
cassants et striés longitudinalement, mais peu dé-
formés.

Un examen attentif du reste de la surface cutanée
ne permit de reconnaître aucune autre lésion. A l'exception des régions mentionnées ci-dessus, tête, cou
et mains, la peau était partout lisse et mince, sans aucune trace de lésions papuleuses ou autres.

OBSERVATION XVII

GAUCHER. Acné cornée végétante (*Annales de Dermatologie et de
Syphiligraphie*, 1900. p. 1175).

Le nommé N..., âgé de quarante-huit ans, cocher
livreur, entré le 6 octobre 1900, salle Saint-Louis, lit
n° 14.

Rien de particulier à signaler dans les antécédents
héréditaires du malade. Son père est encore bien
portant, âgé de soixante-dix-huit ans. Sa mère est
morte à la suite d'un accident, à l'âge de soixante-neuf
ans. Ils n'ont jamais eu de maladie de peau, et le malade ne connaît aucun cas d'affection cutanée parmi
les membres de sa famille.

Les antécédents personnels sont aussi peu char-
gés; le malade a toujours joui d'une bonne santé; il
n'a fait qu'une maladie grave, à l'âge de trente-neuf
ans, il a eu un érysipèle de la face qui a duré deux
mois.

Début. — Il y a trois ans et demi est apparue une
éruption qui a persisté pendant six mois; elle est

survenue spontanément, pendant l'été, et, suivant le malade, elle a disparu complètement. Cette éruption présentait exactement la même topographie et le même aspect que celle qui existe actuellement, mais elle est restée discrète.

Description de l'éruption. — L'aspect général est celui d'une lésion diffuse, étendue aux régions que nous avons indiquées, constituée par un léger épaississement de la peau, variable, d'ailleurs, suivant chacune d'elles, et, par une coloration plus ou moins foncée, variable aussi suivant les régions et allant de la pigmentation jaunâtre jusqu'au brun terreux ou grisâtre.

Le siège de l'éruption est sensiblement symétrique d'un côté du corps à l'autre.

La constitution de l'éruption paraît être la suivante : si on l'observe, par exemple, sur l'abdomen, là où elle se présente avec ses caractères moyens, on constate qu'elle est formée de papules très peu saillantes, régulières, d'un diamètre de un millimètre environ. Les papules sont isolées les unes des autres dans les régions peu atteintes ; dans les autres, elles sont confluentes et ne laissent entre elles aucun espace de peau saine.

Suivant les régions, les caractères de l'éruption se modifient légèrement.

Les phénomènes fonctionnels sont réduits au prurit, qui survient par accès assez violents, surtout nocturnes, et entraîne de l'insomnie ; le malade accuse de la cuisson, des élancements.

L'état général est très satisfaisant ; les appareils viscéraux sont normaux. L'examen des urines ne re-

cèle rien d'anormal. Le traitement n'a pas déterminé
d'amélioration appréciable.

OBSERVATION XVIII

Cas de verrues familiales héréditaires avec dyskératoses systématisées disséminées et à répétitions. Type psorospermose folliculaire végétante (*Ann. Derm. et Syphil.*, 1902, p. 1014), par MM. EMERY, GASTOU et NICOULAU.

X..., cinquante ans, ménagère. Depuis l'âge de
dix ans, elle présente, sur la face dorsale des mains,
des doigts et de l'extrémité inférieure des avant-bras,
une éruption papuleuse confluente dont les éléments
se touchent. Sur les avant-bras, l'éruption est plus
discrète; les éléments sont séparés les uns des autres
par des intervalles plus ou moins grands de peau
saine.

Le volume de chaque papule, en particulier, varie
de celui d'une lentille à celui d'un petit pois; de couleur rose-grisâtre, elles sont légèrement bombées et
leur surface a une apparence chagrinée. D'après les
dires de la malade, cette affection occupant les extrémités des membres supérieurs serait familiale, plusieurs membres féminins de sa famille (sa mère, sa
tante, une de ses sœurs) en ayant été atteints.

La malade n'a qu'un seul enfant, une fille, âgée
actuellement de trente ans, qui n'a jamais eu de lésions analogues. La malade présente, en outre, par
places, dans la paume des mains, des petits foyers
desquamatifs kératosiques qui semblent être en rapport avec des glandes sudoripares.

A part cette affection, datant de l'enfance et restée

toujours dans le même état, sans rétrocéder ni s'étendre (et qui, d'ailleurs, ne l'a jamais incommodée), la malade aurait présenté presque tous les ans, à des époques variables et sous l'influence des causes occasionnelles les plus diverses, des poussées d'éruptions papuleuses, plus ou moins généralisées, qui auraient été tout à fait semblables à l'éruption qu'elle présente actuellement sur le reste du corps et sur la description de laquelle nous reviendrons tout à l'heure.

Les poussées duraient, en moyenne, deux mois et guérissaient spontanément. Son état général a toujours été très bon et ne se ressentait nullement de ces éruptions.

La dernière poussée étant plus étendue que d'habitude et durant depuis quatre mois sans manifester aucune tendance vers la guérison spontanée, la malade s'en est inquiétée et s'est décidée à venir consulter à l'hôpital Saint-Louis.

Actuellement, elle présente, en dehors de l'éruption qui occupe le dos des mains et que nous avons déjà décrite, une autre éruption non prurigineuse, de nature ou du moins d'aspect différent, occupant une grande partie de la surface du corps. Mais cette éruption présente, dans ses localisations, des points d'élection remarquables ; ainsi, très peu répandue sur les membres, où elle est réduite à quelques éléments disséminés çà et là, elle atteint son maximum de développement ou, du moins, de confluence sur certains endroits du tronc, sur le cou et le cuir chevelu.

Dans le cuir chevelu, les éléments sont tellement confluents qu'ils se touchent ; ils dépassent en bor-

dure les limites de la zone chevelue de un à demi-
centimètre, en empiétant sur le front, sur les tempes
(éléments pré-auriculaires) et jusque dans la région
parotidienne, sur la région rétro-auriculaire. Sur le
cou, les éléments demeurent confluents, formant de
vrais placards qui suivent, vers la partie antérieure,
la direction des sterno-cléido-mastoïdiens.

Sur le tronc, les éléments sont répandus un peu partout, mais leur confluence augmente notablement au
niveau de la région sternale, dans la région des gouttières vertébrales et surtout au niveau des grands
plis : régions axillaires, inguinales et sous-mammaires.

La lésion élémentaire de cette éruption est du type
papuleux, mais les éléments ne sont pas strictement
uniformes. En général, les papules sont petites, planes ou légèrement bombées, de la dimension d'un
grain de mil à celui d'une lentille, à contours réguliers et
très nettement dessinés ; les papules sont surmontées
d'une croûtelle d'un brun sale, noirâtre ou grisâtre.
Cette croûtelle est sèche, pas trop dure au toucher,
et on peut l'arracher sans beaucoup de difficulté avec
l'ongle ; après l'avoir enlevée, on observe à sa place,
surtout si on regarde à la loupe, une légère dépression dans laquelle elle se trouvait logée.

Dans les régions riches en glandes sébacées et en
follicules pileux (région sternale, cuir chevelu, front,
région rétro-auriculaire, etc.), les papules sont péri-
folliculaires, car elles sont centrées par un poil. Dans
les régions rétro-auriculaires, surtout au niveau des
sillons, les éléments sont plus volumineux et présentent au milieu une petite dépression, une véritable
ombilication. Par une légère expression, on peut faire

sortir une petite quantité d'une matière de consistance demi-molle, gris-blanchâtre et un peu grasse. Dans le cuir chevelu, il existe une couche assez épaisse de squames grosses, comme dans le pityriasis séborrhéique, qui couvre et masque par endroits les papules. L'examen microscopique de ces squames nous a montré la flore habituelle des parasites qui habitent les squames du pityriasis, c'est-à-dire le petit staphylocoque et la spore de Malassez.

Tels sont les aspects principaux sous lesquels se présente la lésion élémentaire, la papule, dans les régions où les éléments sont isolés.

En d'autres points, plusieurs papules voisines se touchent par leurs bords confluents et il en résulte de petites plaques, à forme et à bords irréguliers, de couleur brun grisâtre, et à la surface desquelles on observe une série de saillies qui représentent le relief de chaque papule dont la confluence a constitué le placard.

Dans la bouche, on n'observe pas d'éruption. La langue présente l'aspect typique de langue fissurée, dite « langue scrotale »; sur les bords, on voit quelques proéminences qui paraissent être des papilles hypertrophiées. Nous ne croyons pas pouvoir les rattacher à l'éruption de la peau.

L'état général de la malade est très bon. Elle n'est atteinte d'aucune affection organique du côté des viscères. Les urines sont normales.

OBSERVATION XIX

Sur un nouveau cas de maladie de Darier. Séborrhéide végétante, par
MM. Hallopeau et Fouquet (*Ann. Derm. et Syph.*, 1902, p. 228).

Il y a trois ans, le malade a remarqué l'apparition
de petits éléments saillants au menton et à la partie
sous-hyoïdienne du cou. Ces éléments, du volume
d'une grosse tête d'épingle, étaient cachés dans les
poils de la barbe. D'abord rosés et secs, ils furent
plus tard le siège d'un suintement séro-purulent qui,
en se concrétant, donna lieu à la formation de croûtes jaunâtres. Le malade, à ce moment à Lyon, fut
soigné à l'Antiquaille, où on lui fit trois épilations
suivies d'application de pointes de feu.

Amélioré par ce traitement, il reprit son travail et
vint à Paris Les lésions reparurent et c'est alors qu'il
vint nous consulter à Saint-Louis.

État actuel. — On remarque que le menton est
recouvert à peu près entièrement de ces saillies
végétantes. Elles atteignent, en haut, le bord cuta-
néo-muqueux de la lèvre inférieure ; elles se continuent sur les côtés, sans toutefois empiéter sur les
joues. Elles se prolongent sur la face inférieure du
menton.

La lèvre supérieure est le siège d'une rougeur avec
desquamation en fines croûtelles.

Les saillies végétantes sont arrondies ; leur volume
varie entre celui d'un grain de millet et celui d'un
grain de chénevis. Les plus volumineuses siègent sur

la ligne médiane, au niveau de la pommette du menton. Elles sont séparées par des sillons peu marqués.
Il existe, néanmoins, deux ou trois fissures plus
profondes, à bords taillés à pic, à fond ulcéré. Une
partie des éléments correspond aux orifices pilo-sébacés. Ils sont durs au toucher et leur coloration est
d'un rouge pâle. Ils sont recouverts de squames blanchâtres et de fines croûtelles. Le malade n'accuse
aucun prurit. Les poils du menton sont en partie
tombés ; ceux qui persistent émergent, pour la plupart, entre les saillies végétantes ; quelques-uns sont
au sommet de ces dernières. Il n'y a plus le suintement qu'a signalé le malade, mais on voit encore
quelques boutons en suppuration.

La région moyenne du crâne est dépourvue de
cheveux ; le cuir chevelu, garni seulement de poils
follets, est le siège d'une fine desquamation ; on y
voit, en outre, des aspérités fines, nombreuses, légèrement pigmentées. Quelques-unes sont recouvertes
de croûtelles. Elles existent aussi bien sur le milieu
où il n'y a plus que des poils follets que sur les parties latérales encore recouvertes de cheveux. Beaucoup paraissent correspondre à des orifices pilo-sébacés. On trouve, en outre, de nombreux et volumineux
grains comédoniens.

A la partie interne des tempes, on voit de petits
kystes miliaires.

La conque de l'oreille gauche est le siège d'une fine
desquamation épithéliale, sèche maintenant, mais
qui, il y a quelques semaines, a été le siège d'un suintement avec production de croûtes. Dans les sillons
rétro-auriculaires, on voit plusieurs éléments sail-

lants : ce sont de petites papules arrondies, recouvertes d'une fine squame.

Les mêmes saillies que nous avons décrites au cuir
chevelu se trouvent, isolées ou agminées, sur la partie
médiane de la poitrine. Un certain nombre d'entre
elles sont centrées d'un poil ; d'autres présentent, à
leur partie centrale, un comédon.

Des éléments semblables sont disséminés sur les
parties latérales du tronc. On en voit aussi dans les
régions inguinales et inguino-scrotales, ainsi qu'au
pubis, en rapport avec les poils de ces régions. Quelques-unes présentent un point de suppuration à leur
centre.

Enfin, les ongles des deux mains sont le siège de
stries verticales et doublés d'une couche incomplète-
ment kératinisée.

OBSERVATION XX

Schwade (cas de Jacobi). Ein Fall von Dariers'cher Krankheit. Ein Beitrag
zur Stellung dieser Dermatose. Inaugural Dissertation. Fribourg, 1902,
janvier.

Domestique homme, âgé de trente ans. Mère morte
à quarante-deux ans d'une maladie inconnue ; aurait
présenté même maladie de peau. Une sœur en bonne
santé. Pendant l'enfance, éruption sur la face et la poitrine. A quinze ans, la maladie s'accentue au niveau
du sternum. Pendant son service militaire, il fut opéré
pour des adénites, et l'affection se développa sur la
poitrine, autour du nez et des oreilles. Il a été soigné
à plusieurs reprises à la clinique de Fribourg. Homme

robuste, présentant une absence congénitale de la partie inférieure du grand pectoral. Hypertrichose coccygienne. La peau de la face est épaissie, ridée, luisante et couverte d'élevures papuleuses de la dimension d'un grain de millet, de couleur brune, excavées au centre, croûteuses. Ces croûtes sont plus ou moins adhérentes. Les plus petits éléments ressemblent à des comédons. Quelques-unes s'enflamment comme des pustules d'acné. Sur le front, le nez, les oreilles, les éléments deviennent cohérents, secs, squameux et gras. Sur le cuir chevelu, mêmes amas au bord du cuir chevelu. Ces éléments sont disséminés.

Efflorescences clairsemées sur le cou, plus nombreuses vers les clavicules et le sternum. Sensation de râpe. Nombreuses lésions au niveau de la mamelle droite, sur le mont de Vénus, dans la région inguinale; poils et cheveux normaux. Lésions extrèmement développées, confluentes, suintantes, mais non végétantes sur la face interne des cuisses, dans le sillon cruro-scrotal, au périnée. Les lésions, peu développées dans le dos, modérées dans l'aisselle gauche, nulles dans l'aisselle droite, sont prononcées à la face externe des avant-bras. Sur la main, altérations semblables à des verrues planes. Hyperkératose et ponctuation des paumes. Ongles fendillés, dentelés, épaissis. Muqueuses normales. Membres inférieurs à peu près sains. Les ongles des orteils sont comme ceux des mains. Examen microscopique très soigné, décrivant exactement les lésions connues (fissuration, etc...). Il signale, en particulier, une notable hypertrophie de la couche granuleuse : corps ronds et grains, avec de la kérato-hyaline. Il considère les grains comme des cellules épithéliales dégénérées, aussi bien que les corps ronds. Quant aux formations falciformes intercellulaires, il les considère comme des masses de kérato-hyaline. Bien qu'il ne puisse être question ici de psorospermies, Schwabe n'exclut pas la nature parasitaire. Les traitements n'ont donné aucun résultat sérieux. C'est ce malade qui fut présenté par Lesser à la Société de Dermatologie de 1903.

OBSERVATION XXI

FABRY. (D'après la thèse de GEISSLER.)

Homme de soixante-sept ans. Père mort âgé ; mère morte phtisique ; trois sœurs décédées d'affections inconnues. Pendant l'enfance, rougeole, etc. Début de la maladie actuelle avant trente ans. Malade petit, au teint fortement coloré ; chevelure abondante ; bon état général. Lésions très abondantes sur le tronc, distribuées à peu près symétriquement, étendues également aux zones avoisinantes des extrémités supérieures et inférieures ; sur la face et le cuir chevelu, élevures plus ou moins petites, plus ou moins grosses, plus ou moins clairsemées à côté d'un grand nombre de comédons ; élevures isolées sur la muqueuse buccale et sur la langue. Muqueuses de la gorge et du nez normales ; là où les efflorescences sont isolées, elles apparaissent comme de petites saillies nodulaires. Sur le tronc, particulièrement sur la ligne médiane et dans l'espace inter-scapulaire, les éléments se réunissent en une surface ininterrompue. Les ongles sont normaux. Sur quelques nodules, on arrive à arracher un bouchon corné; adénites multiples légères, prurit violent et tenace. Fabry y a joint un examen histologique détaillé où nous relevons seulement cette indication : que la fissuration peut manquer et n'être qu'une altération artificielle. Fabry dit aussi que l'affection n'a aucun rapport avec l'orifice des sudoripares ou des gaines pilaires.

OBSERVATION XXII

(Thèse de Geissler. p. 69). — Inaug. Dissert. Strasbourg. 1901. t. XVI. n° 25.

Journalier de trente-sept ans. Antécédents héréditaires inconnus. Deux frères bien portants. Il fait remonter le début de l'affection, à l'âge de vingt ans, en arrière de l'oreille. Développement corporel moyen, intelligence modérée, lésions anciennes des deux cornées, pas d'altérations viscérales. La maladie est distribuée d'une manière symétrique. La face est fortement pigmentée, recouverte de petites papules coniques, abondantes surtout dans les sillons labionasaux et en arrière des deux oreilles. Sur le front et le cuir chevelu, croûtes brunes et jaunes. Le cou est sain. Nombreuses altérations le long de la gouttière vertébrale. Sur les fesses et au pourtour de l'anus, croûtes noirâtres, excoriations, efflorescences rouges et mêmes lésions sur la face interne de la cuisse. Au devant du sternum, la maladie arrive à former une surface recouverte de saillies brunes, épaisses. Les efflorescences sont disséminées dans l'hypocondre droit, agminées dans l'hypocondre gauche. Envahissement papillomateux de la région inguino-scrotale. Taches pigmentaires dans les creux sus-claviculaires. Efflorescences brunes au niveau des coudes, sur les avant-bras; sur les mains, un petit nombre de papules rondes. Le tégument du dos des mains est semblable à du maroquin. Papules plus ou moins nombreuses au niveau des genoux. Ongles lisses légèrement striés, fragiles d'après le patient. Muqueuses saines. Pas d'hypertrichose, pas de prurit, pas d'adénite. Si l'on arrache la croûte des nodules isolés, il n'y a ni douleur ni hémorrhagie.

L'observation de Geissler comprend, en outre, un examen histologique détaillé. Il a trouvé assez souvent des lésions du goulot du follicule pilaire. Il n'y en avait aucune des orifices sudoripares. Epaississement de la couche cornée; couche granuleuse irrégulière, quelquefois absente; prolifération également irrégulière de la couche épineuse. Altération de fissuration. Pigmentations dans la couche basale. Lésions inflammatoires du derme presque nulles. Corps ronds et grains.

OBSERVATION XXIII

EHRMANN. Ein Fall von sogennanten Psorospermose follicularis cutis Darier in der zweiten Generation *(Wien, Med. Press,* 1901, XLII, 2113-2116, janvier 1902).

Homme de trente ans. La maladie a débuté à vingt-un ans par des nodules, dont la dimension varie d'une tête d'épingle à celle d'un grain de millet, étendus sur la nuque, le dos et les flancs. Ces lésions, d'un brun sombre ou rouge, étaient couvertes de cônes cornés friables, que les applications d'huile de foie de morue firent tomber en laissant des taches pigmentaires. Adénite tuberculeuse suppurée du cou. En 1898, les lésions sont considérablement étendues. Le front était envahi et le cuir chevelu recouvert de croûtes épaisses, jaunes et grises, qui disparaissaient temporairement par l'usage *intus* et *extra* de l'huile de foie de morue. Au microscope, corps de Darier. Ehrmann put se convaincre que son malade était tout à fait semblable à celui dont Mourek a publié l'observation, et qui se trouvait dans la clinique de Janovski, à Prague. Or, précisément, le malade de Janovski était le père de celui d'Ehrmann. Il n'y a rien autre d'intéressant dans la communication d'Ehrmann. Toutefois, elle nous apprend que le malade de Mourek-Janovski était mort; l'autopsie avait donné : néphrite chronique, entérite chronique, thrombose de l'artère pulmonaire, œdème aigu du poumon.

OBSERVATION XXIV

Caspary. Ueber einen Fall von Darier Krankheit, Festschiff f. M. Kapos (*Archiv. für Derm. u. Syph.*, 1902, 194-208).

Femme de vingt-un ans, bien portante, sans aucun antécédent héréditaire ou personnel. Début cinq ans auparavant sur la face; extension ultérieure aux jambes; pas de démangeaisons; la marche devient difficile par la formation de callus. Au milieu du front, bande formée de papules rougeâtres, peu saillantes, grosses comme une tête d'épingle, donnant à la main une sensation râpeuse. De cette bande transversale, une ligne se dirige vers la glabelle et le nez. Efflorescences sur les bras, du côté de l'extension. Les éléments sont disséminés sur la peau saine. Des éléments très petits étaient durs, couverts d'une croûte brune très adhérente, laissant, après l'avulsion, une petite cavité infundibulaire. Mêmes désordres sur le dos des mains et des doigts. Très peu d'altérations sur la poitrine et le dos. Il en existe un certain nombre sur la peau du ventre, les fesses, le haut des cuisses. Membres inférieurs presque indemnes. Au contraire, le dos du pied était très atteint. Cheveux intacts, ainsi que les muqueuses. Très légères lésions des ongles. Caspary fait un diagnostic différentiel détaillé. L'examen microscopique montra des psorospermies en assez petit nombre. (Il est remarquable que Caspary semble avoir éprouvé quelque difficulté à distinguer ce cas d'avec un *lichen ruber acuminatus*). Il serait bien utile de savoir ce qu'est devenue cette malade, afin d'être tout à fait fixé au sujet du diagnostic.

OBSERVATIONS XXV & XXVI

Nekam, Huber (*Arch. f. Derm. und Syphilis*, 1903, t. XV, p. 127).

Nous n'avons pas de détails sur ces malades. Nous savons seulement que Nekam a présenté deux cas à la Société de Médecine de Budapest, en 1896, et qu'ils étaient bien caractérisés. L'un d'eux fut ultérieurement présenté par Huber, et le malade était alors dans la clinique de Rona. Huber insista sur les lésions de la muqueuse buccale, faisant remarquer qu'elles étaient comparables à celles de la peau. On trouvait des taches épithéliales d'un gris-blanc, sur une base hyperémique bien limitée, dont la dimension variait de celle d'une pointe d'aiguille à celle d'une tête d'épingle. La muqueuse de la lèvre inférieure et la voûte du palais étaient principalement atteintes. Huber fit un examen histologique confirmatif ; Nekam observa à ce sujet que les lésions des muqueuses existaient déjà quand il avait vu le malade.

OBSERVATION XXVII

ORMEROD et MAC LEOD *(British Journal of Dermatology*, september 1904).

Femme de cinquante-six ans, observée en mai 1904 ; figure bouffie, expression passablement abrutie ; mariée, sans enfants. Pas d'antécédents héréditaires ou personnels. La maladie a débuté, il y a un an, sur la nuque, autour de l'abdomen, sur les avant-bras, sous forme de papules brunes, prurigineuses ; le dos des deux mains est couvert de petites papules grosses comme une tête d'épingle, de la couleur de la peau normale. Sous la face externe des avant-bras, nombreuses élevures plus saillantes, dures, brunes, râpeuses au toucher. Les cheveux sont normaux ; cependant le cuir chevelu est fortement envahi, sans qu'on puisse affirmer la localisation folliculaire. Nombreuses efflorescences dans la région dorsale, sur les flancs au niveau de la ceinture, dans la région

abdomino-pubienne. Il y a des saillies volumineuses comme un pois, plus ou moins agglomérées,
recouvertes d'une croûte noire, adhérente : nombreux éléments étendus en collier autour du cou,
sur la nuque, semblables à celles de l'abdomen, mais
moins saillantes et moins croûteuses. Les oreilles
sont normales ; ongles striés. — Muqueuses normales.
Au microscope, hypertrophie du corps muqueux,
épaississement de la couche granuleuse. Les lésions
sont indépendantes des sudoripares et des follicules
sébacés où elles ne les envahissent qu'accidentel-
lement. Il existe, en outre, des altérations dégénératives habituelles. Il ne signale rien qui ne soit
connu. Une photographie de la malade est tout à
fait caractéristique.

OBSERVATION XXVIII

Mansouroff. *Monatshefte für praktische Dermatologie*. t. XII. 1891. p. 328.

L'observation de Mansouroff est une présentation
résumée dans le *Monatshefte*.

La maladie avait débuté à l'âge de neuf ans. A
vingt ans, le malade lui-même excisa quelques-unes
d'un certain nombre de petites tumeurs végétantes
dont il était recouvert. Plus tard, il se découvrit par
tout le corps un exanthème papuleux sec, avec des infiltrats bruns. Le malade présentait, au dire de Mansouroff, la forme sèche de la maladie de Darier. Plus
tard, on vit survenir des papules humides dans les
régions où le pannicule adipeux et les glandes de la
peau étaient bien développés. Mansouroff admet qu'il

y avait eu chez son malade combinaison de mollusca
et de psorospermose folliculaire végétante. L'examen
microscopique montre l'existence d'une hyperkératose notable avec inflammation secondaire du tissu
cellulaire sous-cutané. Il signale aussi des formes cellulaires ressemblant, d'après lui, aux psorospermies de
Darier. L'ensemble de l'observation est passablement
défectueux, mais nous n'avons pas pu en consulter le
texte original.

OBSERVATION XXIX

Danlos et Dombrovici — Renault. — (*Annales Derm. et Syphil.*,
février 1904, p. 163).

Laitier de dix-huit ans, sans antécédents héréditaires ni personnels. Début de l'affection, il y a deux ans.
Il avait déjà des lésions dans aines et aisselles ; il a eu furoncles dans ce temps-là, soit sur les aisselles, soit sur
le pubis. Les boutons se sont étendus peu à peu sur le
corps, principalement dans les régions séborrhéiques.
— Envahissement de la tête il y a huit mois ; pas de chute
des cheveux. Actuellement, on trouve dans les régions
séborrhéiques de petites papules d'un volume variant
entre la tête d'une épingle et une lentille. Ces papules sont saillantes, dures à la palpation, très serrées
les unes contre les autres, confluentes par places, et
donnent au toucher une sensation de rugosité particulière. Elles sont d'une coloration brunâtre, desquament peu par le grattage. Quelques-unes d'entre
elles se trouvent au niveau des follicules pileux et
portent un poil à leur sommet. Quand, par le

grattage, on essaie d'en enlever une, on ne constate pas en général que la base se confine dans la profondeur et plonge dans l'orifice pileux : on trouve seulement que l'épiderme adhère davantage au centre, et quand on insiste, on met à nu une petite dépression qui est peut-être un orifice glandulaire, mais dépourvu de comédon. On ne fait pas saigner la peau. Il y a un état kératosique de la peau assez marqué. On trouve, en particulier, sur la paume des mains, une kératose ponctuée sous forme de petits comédons cornés assez clairsemés, abondants surtout vers le talon de la paume et paraissant siéger dans les orifices sudoripares, desquels ils n'émergent pas.

La distribution générale des éléments psorospermiques est tout à fait caractéristique. En commençant par les régions les plus atteintes :

Les plis de l'aine sont symétriquement envahis par les papules qui, confluentes dans le pli lui-même, vont se disséminant en éléments isolés sur la face antérieure des cuisses et la partie inférieure de l'abdomen, où elles se continuent avec celles du côté opposé au niveau du pubis. On trouve également des éléments sur les bourses.

A la ceinture, les papules vont en diminuant d'avant en arrière.

Les deux aisselles sont le siège de papules multiples.

Aux plis du coude, les papules sont plus nombreuses sur le pli du coude gauche.

Les creux poplités sont envahis par des papules très disséminées.

A la nuque, à 5 ou 6 centimètres au-dessous de la

lisière du cuir chevelu, on trouve de nombreuses papules formant, par leur confluence, des placards. De plus, un collier de papules disséminées fait le tour du cou.

Sur la face, ces papules sont souvent nombreuses sur la lèvre supérieure, le front, à la lisière du cuir chevelu.

Il ne paraît pas y en avoir sur les oreilles. On en trouve cependant quelques-unes derrière l'oreille droite.

Le cuir chevelu est envahi par des papules présentant les mêmes caractères.

Dans le pli fessier et la région périanale, on trouve des papules confluentes, d'une coloration blanchâtre, due à la macération, mais non ulcérées ni végétantes.

En aucun point, les papules, quoique confluentes, ne sont végétantes. Leur symétrie est très marquée.

Les ongles sont striés en long, de consistance et forme normales.

Les muqueuses sont intactes.

On trouve deux grandes taches pigmentaires de la dimension d'une pièce de dix centimes, l'une à la face antérieure de la cuisse gauche et l'autre dans le pli inguino-scrotal.

À la paume des mains, on trouve plusieurs verrues vulgaires entre les comédons cornés.

Un kyste dermoïde existe à la partie externe du sourcil gauche.

Rien à l'auscultation. Examen des urines négatif, ni sucre, ni albumine. Santé générale excellente. Faciès légèrement adénoïdien. Intelligence moyenne; le malade a servi à Aubervilliers comme garçon de laboratoire.

L'examen histologique d'un de ces petits éléments, que nous devons à l'obligeance de M. Gastou, montre un trouble de la kératinisation de l'épiderme qui forme des papulo-croûtes, un épaississement de la couche cornée qui, en certains endroits, se prolonge dans les orifices folliculaires, et une légère hypertrophie des papules. On constate également l'existence de ces corps ronds décrits par M. Darier.

OBSERVATION XXX

Psorospermose folliculaire végétante, par MM. Augagneur et Carle
(*Ann. Derm. et Syphil.*, p. 655).

Ad. R..., àgée de trente-deux ans, est trieuse de charbon et travaille dans les mines de la Mure (Isère). Elle demeure dans le voisinage, à la Motte d'Aveillans.

La malade s'est présentée le 8 mars 1904, à l'hospice de la Charité (Lyon), pour y terminer sa grossesse, qui en était au huitième mois et demi. En l'examinant, on découvrit une éruption curieuse qui décida son transfert à l'hospice des Chazeaux (Antiquaille), où elle fut admise le même jour, au n° 14 du troisième étage, service de M. le professeur Augagneur.

L'interrogatoire nous apprend peu de chose. Rien à noter dans les antécédents héréditaires ou personnels. Une première grossesse, en 1893, s'est passée sans incidents. L'éruption actuelle date du second mois de la dernière grossesse, c'est-à-dire de fin juin 1903.

A cette époque, la malade affirme avoir aperçu pour la première fois un grand nombre de petits boutons sur le cou. Elle n'y attacha, d'ailleurs, aucune importance, non plus qu'aux phénomènes qui suivirent. Nous savons seulement qu'en deux ou trois mois, la même éruption s'installa sur l'abdomen, puis descendit sur les cuisses. Au même moment, les avant-bras et le dos des deux mains se couvraient de boutons tout à fait analogues aux précédents. Nous ne pouvons rien savoir sur le mode d'apparition ou sur sa rapidité. Ce peu de renseignements s'explique par l'absence complète de symptômes subjectifs concomitants, mais aussi par la mentalité nettement inférieure de la malade et le manque absolu de soins de propreté.

Actuellement, l'éruption couvre trois régions :

1° Le cou en entier, avec tendance à envahir les régions mastoïdiennes et pariétales. En arrière et sur les côtés, le cuir chevelu est atteint. L'éruption se limite sur le thorax, par une ligne courbe assez régulière, unissant les deux clavicules. La face, le cuir chevelu (yeux et région frontale), sont respectés.

2° Les bras (face antérieure et interne) jusqu'à l'aisselle, le pli du coude, les avant-bras, côté de la flexion, jusqu'aux poignets, le dos des mains et des doigts. Rien sur les faces palmaires.

3° L'abdomen en entier avec extension en haut sur les régions lombaires, en bas, sur les plis de l'aine, les cuisses (face antérieure et externe).

Sur chacune de ces régions, l'éruption se dispose différemment et affecte un aspect particulier.

1° Le cou est tout entier hérissé d'une série de petites papules noirâtres, très distinctes, non confluentes, saillantes quelquefois sur une peau brunâtre mais normale, sans aucun signe d'irritation cutanée. Sur le cou, les éléments ont le volume d'une lentille; ils s'atténuent à la périphérie, gros comme des grains de mil, pour disparaître insensiblement. Chacun des éléments représente un petit cône corné, dur, haut de un à deux millimètres, variant du rouge foncé au brun, adhérent faiblement à la peau.

L'extraction par pression forte entre les doigts laisse un petit orifice saignotant contenant un grain jaunâtre qu'un extracteur de comédons peut expulser. Souvent aussi l'adhérence est telle que cette extraction est impossible. Le grattage détache difficilement les éléments.

Les plus volumineux parmi ces petits cônes tronqués présentent, au sommet, une ombilication légère, surtout perceptible à la loupe.

L'ensemble donne à la main, d'une façon très nette, l'impression d'une râpe à fromage. La coloration est évidemment exagérée par les poussières, car une friction faite à l'alcool-éther leur donne un ton beaucoup plus clair.

Aucun signe d'irritation cutanée, sauf derrière les oreilles, où quelques croûtes cachent une rougeur assez marquée de l'épiderme. Pas la moindre sensation de prurit ou de brûlure. Aucune douleur, ni spontanée, ni provoquée.

2° Les mêmes caractères se retrouvent sur les

membres supérieurs, bras et avant bras. La confluence y est moindre. Les papules y sont distantes de 1/2 à 1 centimètre; elles sont également plus petites. Sur le dos des mains, par contre, elles ont des caractères spéciaux. Elles ne sont plus acuminées, mais étalées, ni cornées, ni croûteuses, rappelant tout à fait l'aspect de verrues planes juvéniles avec un peu plus de rougeur et de confluence, car elles se touchent toutes en cette région, formant une nappe papuleuse uniforme. Aucun symptôme subjectif.

Les ongles sont malades. Ils présentent d'abord une striation longitudinale marquée qui ne va pourtant pas jusqu'à la cassure, puis un aspect déchiqueté du bord libre que nous avons mis sur le compte du travail manuel pénible et quotidien. Mais la malade se repose depuis quatre mois, et les extrémités unguéales se cassent avec la même facilité, dénotant, sans aucun doute, une friabilité anormale.

3° L'abdomen, les lombes et les cuisses sont hérissés de productions identiques à celles du cou. Le maximum de confluence se trouve aux aines, où les papules, tassées les unes contre les autres, ne laissent entre elles aucun intervalle de peau saine. De plus, cette région s'est intertriginisée, si bien qu'elle présente un aspect rougeâtre et croûteux ainsi qu'un suintement fétide. Les papules sont plus hypertrophiées, moins acuminées, moins cornées, plus étalées, plus prurigineuses. Elles conservent ce caractère jusque dans les plis génito-cruraux et sur les plis externes des grandes lèvres. A ce niveau, elles sont plus végétantes que folliculaires, affectant quelque ressemblance avec les plaques muqueuses hypertrophiques de cette région.

L'examen des autres organes ne nous apprend rien.

L'évolution est simple. L'accouchement, effectué sans antécédents, le 25 mars 1904, ne change en rien l'aspect ou le nombre des éléments. Un traitement approprié (lavage et poudre) guérit les complications intertrigineuses génito-crurales et arrête dans leur excroissance les productions vulvaires. Aucune modification sur le reste du corps.

La malade sort le 15 avril pour reprendre, aux mines de la Mure (Isère), son métier de trieuse de charbon.

OBSERVATION XXXI

Communiquée par M. le Dr Audry et M. le Dr Dalous.

(A paru in *Journal des mal. cut. et syph.*, novembre 1904).

Marie C..., femme B..., est âgée de quarante-quatre ans ; elle est chiffonnière depuis deux ans ; auparavant, elle cultivait la terre dans la banlieue de Toulouse. Sa mère est morte à cinquante ans environ, d'une maladie indéterminée ; son père à quarante ans ; il avait, dit-elle, des boutons sur la figure (??). Une sœur est morte à dix-neuf ans, un frère à trente-quatre ans, d'affections inconnues. La malade est peu intelligente, tout à fait dénuée d'instruction ; elle a été mariée à vingt ans ; elle a eu deux enfants, l'un mort du croup, à sept ans, l'autre vivant, âgé de vingt ans et bien portant. Pas de fausses couches ; elle affirme qu'elle n'a jamais été malade. Elle est

veuve depuis six ans ; son mari serait mort phtisique.
Elle entre à la clinique le 12 juillet 1904. Si on l'inter-
roge sur l'époque du début de la maladie, elle parle
assez vaguement d'une dizaine d'années auparavant,
et indique formellement les ongles, les mains et les
avant-bras comme les premières parties atteintes. Le
cou, le ventre, la tête, ne seraient malades que depuis
deux ou trois ans. Toutefois, une vieille femme, qui
l'accompagne et la connait bien, affirme que l'affection remonte en réalité à dix-sept ans au moins. Elle
déclare elle-même d'ailleurs qu'elle a toujours eu la
peau de la paume des mains fort épaisse, et les ongles
éraillés depuis l'enfance.

En août 1903, pendant les vacances, elle avait fait
un court séjour à la clinique ; à ce moment-là, il n'y
avait que peu ou point de lésions sur le cou. La malade ne fut pas reconnue ; jamais de démangeaisons ni
de douleurs. Au moment de son entrée, on note ce
qui suit :

Tête, cuir chevelu. — Les cheveux, très noirs, sont
abondants et solides. Le vertex est assez généralement
couvert de croûtes jaunâtres assez semblables à celles
qui constituent la teigne amiantacée ; en outre, il
existe, çà et là, d'autres croûtes noirâtres, plus circons-
crites. En arrière des oreilles, le tégument est très
aminci, légèrement suintant dans les sillons. Dans
la zone intermédiaire, au front et au cuir chevelu, la
peau est brune, rugueuse, semée d'élevures sèches ;
sur la limite d'implantation des cheveux, quelques
croûtes noirâtres. L'état rugueux se prolonge sur les
côtés, en avant des oreilles : à ce niveau, la peau est,
en effet, semée de petites papules brunes, dispersées

sur la peau saine et qui vont rejoindre le vaste groupe des lésions développées sur le cou, les régions sous-maxillaires, la poitrine et le dos.

Sur le centre de la face, il n'y a que peu de lésions. Toutefois, quand les paupières sont fermées, on voit que la supérieure est semée de minimes élevures, d'apparence verruqueuses, brunes à leur sommet et dispersées sur un tégument rosé.

Il n'existe aucune anomalie des lèvres. La dentition est bonne.

Le dos de la langue est villeux ; quelques papules sont comme cornées, c'est-à-dire un peu jaunâtres.

Sur le menton, on voit réapparaître, clairsemées, les petites saillies brunes ; elles se multiplient dans les régions sous-maxillaires, et principalement sur les côtés et la face antérieure du cou. Elles sont d'abord fines, brunes et rougeâtres, semées sur la peau saine, puis plus larges, plus brunes, verruqueuses : elles arrivent à former, par cohérence ou extension, de petits placards squameux et ruguex. Sur le côté, au-dessous de l'angle sous-maxillaire, la peau est un peu rouge et présente quelques macules blanchâtres, cicatricielles. Çà et là, il existe quelques petits foyers de suppuration, d'apparence acnéiforme, qui soulèvent les croûtes.

Dans le dos, il existe un petit foyer d'altération circonscrit occupant un diamètre de 7 à 8 centimètres au sommet de l'espace inter-scapulaire.

Un second foyer antérieur descend sur le milieu de la poitrine jusqu'à l'appendice xiphoïde ; un groupe de papules existe au-dessous du sein droit.

Il en existe également un grand nombre dans l'une et l'autre aisselles, mais on ne peut les qualifier de végétantes.

Dans le dos, sur la ligne médiane, à la partie moyenne, groupe grand comme une pièce de cinq francs ; un certain nombre d'éléments très bruns sont réunis transversalement au niveau du sacrum. Quelques éléments sont disséminés sur toute la gouttière dorso-lombaire.

Sur la face postéro-externe des deux avant-bras, on trouve deux placards allongés suivant l'axe du membre, longs de 0^m12, larges de 0^m6. Le centre de ces placards est rouge, l'épiderme est épaissi ; un certain nombre d'éléments sont actuellement pustuleux. Le bord des placards est net, un peu croûteux, assez profondément infiltré, excorié. Au pourtour, nombreux éléments isolés, bien typiques, dont la dimension varie de celle d'une pointe d'épingle à celle d'une lentille, quelques-unes manifestement centrées par un poil, coiffées d'une croûte brune, adhérente, sèche, offrant un caractère folliculaire très accusé.

Mains. — Toute la face dorsale des deux mains et des doigts, jusqu'au poignet, offre un aspect particulier. Le tégument est comparable à une peau de chagrin à gros grains, rose, sec. Au niveau du premier métacarpien, de la première phalange, de l'index et du médius, l'état est presque verruqueux.

La peau des paumes est régulièrement épaissie, jaune, criblée de petites dépressions ponctiformes.

Tous les ongles sont malades, et cela, depuis un

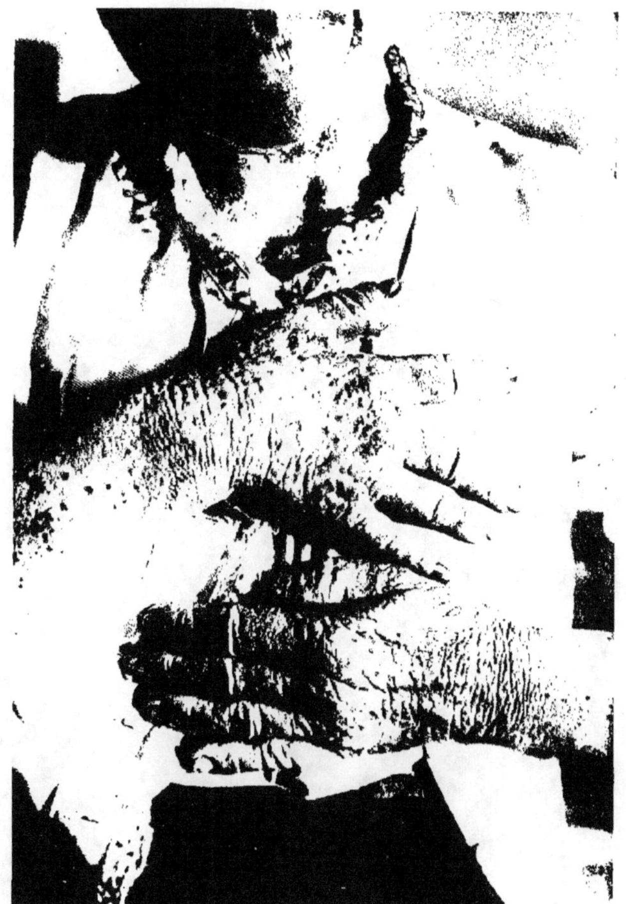

Fig. I

temps immémorial. Il sont striés en long, recourbés, secs, brillants, fendillés, sans dépressions. Le bord libre est épaissi en moelle de jonc, soulevé, écorné. Il n'existe au pourtour aucune trace de réaction inflammatoire.

Au niveau de la ceinture, nombreuses papules, souvent larges ; nombril indemne. Les éléments sont nombreux et touffus dans les deux plis inguinaux, mais sans allure végétante ni suintement. Les lésions s'étendent sur la face interne des cuisses, mais plus papuleuses, moins croûteuses, moins brunes.

Sur les jambes, la peau est légèrement ichthyosique. Les pieds sont complètement recouverts de petites élevures extrèmement fines, blanches, brillantes, comparables à de minuscules verrues planes absolument incolores.

Les ongles des deux gros orteils offrent les lésions que nous avons signalées sur ceux des doigts.

Dans le sillon interfessier, on découvre un placard rouge et squameux, et, au pourtour de l'anus, un certain nombre d'élevures disséminées, petites, peu croûteuses.

Aucun prurit.

Il existe, en dedans du mamelon droit, un petit nœvus non pigmenté, quelques petits angiomes disséminés.

Tous les viscères sont sains ; aucun trouble de la sensibilité, de la motilité ou des réflexes. Souffle extra-cardiaque bien déterminé. L'intelligence de la malade est assurément inférieure à la moyenne ; elle est docile, mais inerte et lente.

A noter qu'un certain nombre d'éléments paraissent avoir disparu peut-être, après pustulation, et en laissant de petites cicatrices blanches et superficielles.

Au niveau de la ceinture, l'apparence folliculaire fait complètement défaut, et il se forme de petits placards tout à fait comparables à des efflorescences d'acanthosis nigricans.

Examen du sang, 25 juillet : Globules rouges, 5,022000.
    —   —   Globules blancs, 13,700.
Pourcentage : lymphocites 22. Polynucléaires neutrophiles, 69
    —   —   Mononucleaires, 7. Eosinophiles, 2.

Examen des urines (par M. Arnaud, pharmacien en chef adjoint) :

I. — *Caractères généraux.*

Quantité en vingt-quatre heures.....	1,200^{c3}
Couleur.........................	Jaune pâle, indice 2.
Odeur............................	Très forte.
Consistance.....................	Fluide.
Aspect..........................	Transparent.
Réaction.....	Acide.
Densité	1,008.
Dépôt...........................	Néant.
Acidité totale calculée en ac. oxalique.	0 gr. 756.

II. — *Éléments normaux.*

	PAR LITRE	PAR 24 H.
a) Inorganiques :		
Chlorures en NaCl	10 gr. 20	12,24
Anhydride phosphorique	1 gr. 134	1,36
Sulfates en SO⁴H²	3 gr. 20	3,84
Acide sulfurique..............	1 gr. 792	2,15
b) Organiques :		
Urée	14 gr. 091	16,90
Acide urique.................	0 gr. 34	0,40

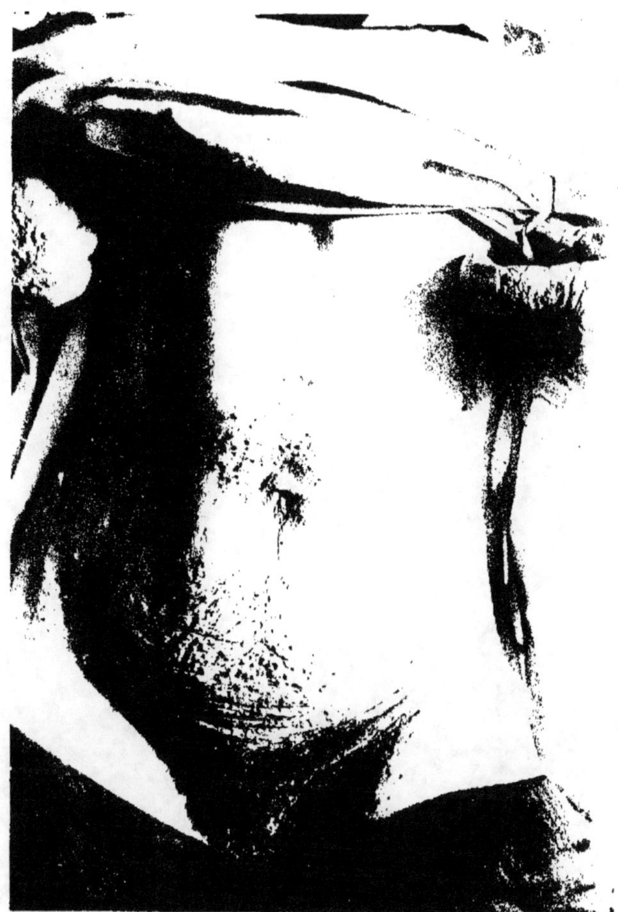

Fig. 11

III. — *Éléments anormaux.*

Glucose..................... \
Mucine .... \
Pigments liliaires........... ⟩ Néant. \
Urobiline .... \
Albumine.................. Traces indosables.

IV. — *Rapports.*

$$\frac{\text{Chlorures}}{\text{Urée}} = \frac{1}{1,38} \qquad \frac{\text{Anhyd. phosph.}}{\text{Urée}} = \frac{1}{12,45}$$

$$\frac{\text{Sulfates}}{\text{Urée}} = \frac{1}{4,40} \qquad \frac{\text{Acide urique}}{\text{Urée}} = \frac{1}{41}$$

25 juillet 1904.

L'examen histologique est reporté au chapitre consacré à l'étude de l'anatomie pathologique.

En octobre 1904. — L'état de la malade est très bon au point de vue général. Le tégument a été modifié par les bains, les pommades, etc. Le corps thyroïde, administré à l'intérieur pendant un mois, n'a donné aucun résultat. Une pommade à l'acide salicylique a fait disparaître les croûtes les plus prononcées ; l'état verruqueux des extrémités est un peu moins accusé, ainsi que l'état villeux de la langue. Sur la poitrine, au-devant du sternum, les éléments pustuleux plus ou moins acnéiformes sont plus nombreux. Les lésions des avant-bras ont presque disparu, sauf une pigmentation diffuse assez peu prononcée. Du reste, la maladie reste encore parfaitement typique, un peu plus discrète toutefois.

OBSERVATION XXXII

Pseudo-psorospermosis follicular vegetante (Enfermedad de Darier), Docteur Maximiliano ABERASTURY, in *Rivosta de la Sociedad medico argentino*, vol. VIII, 43, agosto 1900, Buenos-Ayres.

(Communiquée par M. le Docteur DARIER).

Chez un Espagnol de trente ans, depuis un an et demi.

Localisation et aspect absolument typique, notamment : cuir chevelu, face, gouttière thoracique, paumes, rainure interfessière.

Dans cette dernière région, plaque végétante avec infection pyococcique.

Au palais, trois plaques villeuses.

Examen histologique confirmatif (grains, corps ronds, etc.).

(Une phototypie démonstrative).

CAS DIVERS

Nous devons maintenant signaler l'existence d'un certain nombre de cas dont nous n'avons pas pu nous procurer les observations. En premier lieu, celui de Zeleneff, 1891 ; tout récemment, celui de Lieberthal, dont l'article est intitulé :

« A Case of Darier disease. » *Journal of the American méd. assoc.*, 24 juillet 1904.

Les deux observations de Marianelli, celle de Campana et celle de Melle ne peuvent être considérées comme des cas de maladie de Darier; on peut les rayer sans hésitation; il en est de même d'un cas de la clinique de Neumann. Il existe une présentation de Glawtsche qui paraît bien douteuse. Darier cite deux cas de Graham Little (deux sœurs); mais le texte que nous avons retracé laisserait croire qu'il pourrait bien s'agir de la *keratosis follicularis contagiosa de Brooke,* et non pas de maladie de Darier. On a discuté, à tort ou à raison, le diagnostic de maladie de Darier au sujet des malades présentés en divers endroits par Saalfeld, Sawill, Elliott, mais les observations se limitent à de simples mentions, qui rendent ces faits tout à fait inutilisables. Nous savons, d'autre part, que Brocq parle d'un malade qu'il avait soigné avec Leredde. M. Darier nous a appris que MM. Fournier et Cordier connaissaient chacun un malade inédit. Nous avons parlé de celui de M. Thibault. On retrouve plus loin les faits de Jahrisch, Schwimmer, Krœsing, Doctor; ces quelques lignes n'ont pas d'autre intention que de montrer la fréquence relative de l'affection. En réalité, il a existé près de soixante malades à propos desquels, à tort ou à raison, on a porté le diagnostic de maladie de Darier. Il est vraisemblable que, dans une cinquantaine de cas, le diagnostic était parfaitement justifié. Il est, d'autre part, à peu près certain que les cas de Joseph et de Neisser n'ont rien à voir avec la maladie de Darier.

CHAPITRE IV

Etiologie.

Distribution géographique. — La lecture des observations contenues dans le précédent chapitre fait voir que la maladie de Darier a été observée un peu partout : en France, en Allemagne, en Autriche, en Russie, en Turquie, en Amérique du Nord, en République Argentine, etc. Toutefois, il est à noter que tous les individus dont il s'agit appartenaient à la race blanche.

Age. — La plupart du temps, les malades sont des adultes ; mais on s'aperçoit facilement que dans un très grand nombre de cas, la maladie a débuté dans l'enfance ou dans l'adolescence. Il y en a même qui datent de la naissance. Il est impossible de savoir si l'affection a été réellement congénitale, parce que jusqu'à présent, sur ce point, on a dû toujours s'en rapporter au renseignement des malades. Il en est d'ailleurs un certain nombre chez lequel la maladie semble ne s'être manifestée qu'assez tard, après trente et quarante ans par exemple.

Sexe. — Bien que les hommes semblent un peu plus nombreux, on peut admettre que le sexe n'a pas d'influence sur la maladie.

Hérédité. — L'influence de l'hérédité est des plus nettes. Bœck a vu un père et ses deux fils; White, le père et la fille. Le malade d'Ehrmann était le fils de celui de Mourek-Janowski. D'autre part, une malade de Pawloff et celui de Jacobi-Schwabe prétendaient que leur mère avait présenté la même dermatose qu'eux-mêmes. Dans tous ces cas, il s'est agi d'hérédité directe en ligne ascendante. Dans celui de Graham Little, on aurait affaire à deux sœurs, mais le diagnostic n'est pas certain. Enfin, au moins dans le cas de White, il s'agissait bien d'influence purement héréditaire, puisque la fille avait grandi loin du père.

Antécédents du malade. — Il ne semble pas offrir de données appréciables. Sans doute un certain nombre (Jacobi, White, Ehrmann, etc.) mentionnent des accidents ganglionnaires ou ostéo-articulaires, qui ont bien pu relever de la tuberculose, mais il ne semble pas, pour le moment, qu'on puisse y voir autre chose qu'une coïncidence.

Etat mental. — D'un certain nombre d'observations, il appert que les malades présentent souvent un développement intellectuel plutôt au-dessous de la moyenne. Ce phénomène n'est pas certain. Cependant, il existait dans les cas d'Hallopeau, d'Ormerod et Mac Leod, de Danlos et Dobrovici, d'Audry et Dalous, etc. Darier pense qu'il faut peut-être y attacher une certaine importance et y voir l'indice d'un arrêt général dans le développement d'un individu. Tel phénomène serait comparable à la débilité intellectuelle qu'ont certains malades atteints de neuro-fibromatose.

Etat social. — Très généralement les malades semblent appartenir aux classes inférieures de la société (chiffonniers, trieurs de charbon, paysans). Il y a toutefois quelques exceptions.

Fréquence. — Le précédent chapitre a donné une idée générale de la fréquence de la maladie, et il n'y a pas lieu d'y revenir. Toutefois, on peut la considérer comme une dermatose relativement rare. En ce qui touche la Clinique de Toulouse, il s'en est présenté un seul cas, sur environ dix mille dermatoses. Nous croyons qu'ailleurs la proportion n'est pas plus élevée.

CHAPITRE V

Symptomatologie.

Les accidents qui constituent, dans son ensemble, la maladie de Darier, ont pour siège le tégument. Nous ne savons pas encore dans quelle mesure on doit s'attacher à l'état de débilité mentale que par ceux précédemment mentionnés par les antécédents. Si les observations ultérieures confirment l'importance de cet état, il prendrait le rang d'un symptôme tout à fait capital. Mais, dans le présent chapitre, nous n'aurons à nous occuper que des lésions tégumentaires. La maladie de Darier se manifeste sur la peau, sur les ongles, sur les muqueuses.

Sur la peau. — Nous étudierons : 1° les efflorescences en général ; 2° leur localisation et leur caractère topographique :

1° *Etude des efflorescences.* — L'élément éruptif typique est une papule recouverte d'une croûtelle brune ayant la dimension d'une tête d'épingle et celle d'une petite lentille.

Tel est bien l'aspect de l'élément complètement développé, mais non pas de l'élément au début. MM. Audry et Dalous, se basant sur l'étude histologique de leur malade, sont amenés à considérer que la lésion initiale est celle que l'on constate encore sur les extrémités (dos des mains, dos des pieds). Mais, comme les malades sont toujours atteints depuis très longtemps lorsqu'ils se soumettent à l'examen d'un dermatologiste, les efflorescences se sont modifiées et ont eu le temps d'acquérir les caractères mentionnés dans la définition de Darier. Ainsi, l'élément de début de la maladie de Darier serait constitué par les petites saillies extraordinairement fines comparables à des pointes d'épingle, sèches, brillantes, plus petites que la plus petite papule de lichen, visibles seulement à jour frisant, et semées sur une peau saine, dont elles ont conservé la couleur ; avec le temps, ces petites papules se multiplient à l'infini ; enfin elles forment, par leur réunion, ces surfaces verruqueuses dont la description revient dans un grand nombre d'observations et qui ont été plusieurs fois comparées à des verrues planes. Cet état verruqueux va en s'exagérant, de telle sorte qu'il s'y superpose des squames et des croûtes. Si l'on examine les poignets et les avant-bras de tel malade, on voit la transformation progressive qui conduit des fines saillies initiales à l'état verruqueux, et, de là, à l'élément *éruptif typique*. Celui-ci est de coloration jaunâtre ou brune, ou noire. Il est plus ou moins saillant, suivant son ancienneté, hémisphérique, de consistance très dure ; quelquefois, la croûtelle qui le coiffe est presque villeuse ; si on la détache, ce qui se fait avec peine, on voit qu'elle pénètre dans un entonnoir qui paraît bien être un orifice pilo-sébacé. Ce seraient les lésions typiques, les lésions franchement folliculaires. D'autres fois, la croûte, en gardant les mêmes caractères, s'élargit et déborde l'efflorescence initiale, et arrive à constituer des surfaces très étendues, recouvertes de petites saillies sèches et noires ; en détachant les croûtes toujours très adhérentes, on découvre un tégument très saignant, presque papillomateux.

Enfin, dans certaines régions, les petites papules jaunes du début s'étendent et se réunissent, tout en restant peu croûteuses, et l'on ne saurait mieux les comparer qu'à des verrues séniles. Dans tout ce qui précède, nous avons envisagé les éléments tels qu'ils se présentent dans les formes sèches. Un certain nombre d'entre eux sont creusés à leur centre d'une dépression. On a vu que cette dépression était souvent considérée comme trahissant une localisation folliculaire. MM. Audry et Dalous, s'appuyant sur leurs examens histologiques, croient que la dépression centrale ne représente souvent qu'un état d'*ombilication* qui n'a rien de folliculaire, pas plus que l'ombilication de la variole.

Dans d'autres cas , tout en restant sèches , les efflorescences prennent un caractère légèrement différent. Elles arrivent à former de petites surfaces jaunâtres saillantes, un peu squameuses, assez comparables à des verrues séniles. D'autres fois, principalement à la face, l'ombilication folliculaire est bien plus marquée, et la petite saillie qui constitue la papule paraît creusée en un entonnoir occupé par une croûte en forme de tête de clou. Enfin, on y trouve mélangés des éléments qui ressemblent tout à fait à des comédons. En dernier terme, la maladie prend le type folliculaire et végétant qui , au début, avait pu passer pour tout à fait caractéristique, mais qui, en réalité, représente une étape ultime de la maladie. Cet état végétant était très prononcé chez les malades de Darier, chez celui de Mourek, etc., mais il manque dans les trois quarts des cas. Il est constitué par l'apparition de saillies tuberculeuses plus ou moins sessiles, généralement agglomérées d'une couleur rose, d'une consistance molle, recouvertes d'un suintement quelquefois très abondant et très fétide. Cet état végétant et suintant s'observe principalement dans le pli de l'aine et aux aisselles. Il n'existe presque jamais au pourtour de l'anus ou entre les fesses.

On peut considérer comme une variante de cet
état les saillies globuleuses, mollasses, ombiliquées que Darier a figurées d'après un de ses
malades.

A côté des lésions que nous venons de signaler, il nous faut indiquer aussi le développement
de pigmentations anormales ; celles-ci sont très
irrégulières, parfois extrêmement importantes et
d'autres fois beaucoup moins. Le plus souvent,
elles accompagnent les efflorescences ; d'autres fois, elles sont plus diffuses, comme des
éphélides très développées et permanentes.

Symptômes subjectifs. — Ils sont généralement légers et consistent à peu près exclusivement en prurit qui peut faire tout à fait défaut et
qui paraît rarement bien intense, hors le cas de
complications.

2° *Description topographique.* — Les lésions
de la maladie de Darier affectent une distribution
très particulière qui ont permis toutefois de les
rapprocher, dans une certaine mesure, de quelques séborrhéides. Cette distribution est d'autant
plus importante à connaître que les efflorescences diffèrent notablement, suivant la région
qu'elles occupent.

Tête. — Les lésions de la tête sont à peu près
constantes ; *sur le cuir chevelu,* on rencontre
d'abord les papules caractéristiques développées
tantôt entre les cheveux, tantôt à la base des

cheveux. Le plus souvent, le cuir chevelu est recouvert de croûtes plus ou moins abondantes qui ont les mêmes lieux d'élection que les séborrhéides : la région rétro-auriculaire, les limites du front. Sur le front même, en particulier au niveau de la région temporale, on observe le plus souvent des petites papules sèches donnant à la main une sensation de râpe. En arrière des oreilles, les lésions sont facilement végétantes et elles peuvent très bien se développer dans le conduit auditif externe.

Disons tout de suite que les cheveux, et en général les poils, jouissent d'une intégrité remarquable. Sur la face, on trouve des lésions particulièrement développées au pourtour du nez et du menton. Autour du nez, elles sont associées quelquefois avec des vrais comédons ; sur le cou, sur la face antérieure de la poitrine (région sternale), dans l'espace inter-scapulaire, le long des gouttières vertébrales, on retrouve les lésions les plus typiques plus ou moins clairsemées, plus ou moins cohérentes ; au niveau de la ceinture, les efflorescences sont toujours nombreuses, généralement jaunâtres et sèches. L'ombilic ne paraît pas un lieu d'élection bien manifeste ; au contraire, la maladie n'est jamais mieux développée que dans la région inguino-abdominale et inguino-crurale, si ce n'est toutefois dans la région axillaire. C'est précisément dans ces zones qu'on observe les végétations et les suintements abondants et fétides mentionnés dans quelques cas. Les organes génitaux externes, sauf toutefois la racine de la verge et exceptionnellement le scrotum, ne sont pas aussi malades que le pli de l'aine. Le pourtour de l'anus et le sillon interfessier ne participent guère aux transformations végétantes ; on n'a pas mentionné jusqu'ici de lésions des muqueuses génitales *Sur les bras*, la maladie se développe d'une façon assez maigre. Au contraire, les avant-bras sont presque toujours malades dans la région postéro externe, où elle se développe d'une manière vaguement symétrique. *Aux mains* et aux doigts, sur la face dorsale, on trouve l'état verruqueux, que nous avons signalé tout à l'heure, tantôt léger, tantôt plus prononcé, recouvert de croûtes et comme papillomateux. La face palmaire offre des lésions presque constantes et très spéciales. La peau est en général épaissie, jaunâtre. Bœck, Pawloff, etc., y ont vu de véritables callus ; mais, habituellement, on rencontre simplement de nombreuses petites ponctuations entourées d'une collerette squameuse. Aux membres inférieurs, la maladie de Darier se développe mal. Toutefois, le haut des cuisses participe aux lésions inguino-abdominales, ainsi que leur face interne. Quant aux pieds, ils sont atteints, comme les mains, mais souvent d'une manière plus légère.

Ongles. — Les lésions des ongles ont une importance extrême sur lesquelles on a insisté dès le début ; elles sont indépendantes de celles de la peau des mains et des pieds, car Bœck note expressément leur existence dans un cas où le tégument était absolument sain. Elles sont extrêmement précoces. La malade de MM. Audry et Dalous les disait plus anciennes que sa maladie de peau. Ces lésions n'offrent, du reste, rien de bien spécifique. Elles sont dépourvues de tout caractère inflammatoire. Les ongles sont striés en long, cassants, friables, et recouvrent des débris épidermiques plus ou moins abondants pouvant donner l'apparence moelle de jonc. Il n'y a ni dépressions en dés à coudre, ni flammèches. Ils ne tombent jamais en totalité. La constance des lésions des ongles doit être opposée à l'état normal des cheveux.

Muqueuses. — Les lésions des muqueuses existent plus fréquemment sans doute qu'on ne l'a dit, car beaucoup des premières observations sont muettes à ce sujet. Toutefois, White avait déjà signalé une ponctuation blanche sur la muqueuse palatine d'une de ces malades. Euthyboule en signale également. Mêmes altérations dans le cas de Nekam Huber. A côté de ces lésions, qui semblent représenter, sur les muqueuses, l'analogue des efflorescences cutanées, il faut signaler un état villeux des papilles linguales (Fabry, Hallopeau, Audry et Dalous) et, très rarement, une hypertrophie des glandules muqueuses des lèvres.

CHAPITRE VI

Complications.

Les complications sont très fréquentes, mais habituellement légères. Ce sont presque toujours des complications locales ou à distance. Les unes et les autres étant habituellement de même nature, c'est-à-dire infectieuses.

Complications locales. — Presque tous les malades offrent des pustules plus ou moins abondantes et développées au-dessous des croûtes ; c'est précisément l'existence de ces pustules qui donne à la maladie l'apparence grossière d'un acné. Il peut arriver qu'aux pustules acnéiformes s'associent des furoncles. Enfin, l'infection secondaire des vastes surfaces végétantes, humides et fétides, constitue une véritable complication.

Complications à distance. — Elles sont toujours lymphatiques et ganglionnaires. Dans les observations, on voit décrites deux espèces d'adénopathie : ou bien tuberculeuses, que nous avons déjà signalées, ou bien simplement inflammatoires. Chez un malade de Darier, il y eut un abcès de l'aisselle, puis, consécutivement, infection purulente et mort. Nous rappelons qu'à plusieurs reprises on a signalé l'hyperidrose des extrémités.

CHAPITRE VII

Marche de la maladie.

On peut la considérer comme très lente. En réalité, on ne sait presque jamais bien la date réelle du début, qui passe inaperçue. Généralement, elle commence à la face, au cuir chevelu, à la ceinture, aux aines. Quelquefois, les efflorescences semblent apparaître et se multiplier assez vite, mais il faut toujours au moins plusieurs mois, et souvent un grand nombre d'années pour que la maladie soit réellement établie. Chez un malade de Darier, après plusieurs années, le tronc était encore respecté. Chez un autre de Bowen, la tête et les mains étaient seules envahies. L'affection peut donc rester stationnaire pendant un temps indéfini. D'autres fois, au contraire, elle progresse, les éléments se multipliant, s'infectant, etc. Il n'existe pas d'observation de guérison.

CHAPITRE VIII

Pronostic.

Au point de vue tégumentaire, on vient de voir
que la maladie de Darier doit être considérée
comme incurable. Toutefois, les soins appropriés
peuvent modifier et améliorer considérablement
les diverses manifestations, de telle sorte qu'un
malade peut très bien, en certains cas, être rendu
à la vie active. Mais, d'autres fois, des soins les
plus prolongés n'obtiennent que des résultats éphé-
mères. En ce qui touche la vie du malade, la maladie de Darier a paru sans influence, sauf dans
le cas cité de Darier (mort consécutive à des complications inflammatoires). Le malade de Mourek-
Janovski est mort de néphrite. Celui de Schwimmer succombe à un néoplasme abdominal, mais

ce cas de Schwimmer n'est précisément plus considéré comme appartenant à la maladie de Darier. Si l'on parcourt les observations, on verra que presque toujours l'état général est satisfaisant.

CHAPITRE IX

———

Anatomie pathologique.

Nous ne pouvons pas reproduire en détail, ni même résumer séparément tous les examens histologiques qui ont été publiés de la maladie de Darier. Les plus importants sont naturellement ceux de Darier, qui a attiré l'attention d'une façon toute spéciale sur les corps ronds, les grains, etc. On a vu que Bowen avait démontré la nature cornée des corps de Darier en y signalant l'éléidine. Bœck confirme cette donnée de Bowen; il met en évidence l'importance du processus acantholitique qui aboutit à la fissuration. Les recherches de Buzzi, de Miethke, de Petersen, de Fabry, de Mourek, Pawloff, Geissler, Schwabe, confirment les précédentes et fournissent un certain nombre de données secondaires : variabilité du siège folliculaire, importance des déformations engendrées par les réactifs de fixation; description détaillée des processus dégénératifs qui aboutissent aux corps ronds. Nous donnerons seulement l'examen histologique de l'observation de MM. Audry et Dalous. Après quoi, nous résumerons les caractères généraux des lésions.

Examen histologique

(Observation de MM. Audry et Dalous).

Voici d'abord l'examen d'un petit fragment de la peau du dos d'un pied, où se trouvaient quelques élevures brillantes, extrêmement fines *(Fig. III)*.

Fixation par l'alcool, paraffiné, coupes en série. — Hématoxyline Van Gieson, picro-carmin Ranvier, bleu polychrome, etc.

Les coupes, examinées à un faible grossissement, montrent une surface libre, constituée par une couche cornée cohérente qui, d'une façon générale, hyperkératosique, présente en outre de notables épaississements localisés.

Cette surface libre peut être ou ondulée, ou plane, en certains points, de la même coupe. Dans le premier cas, les papules soulèvent l'épiderme qui les coiffe en doigt de gant, et figurent ainsi une série de petits cônes cornés hérissant la surface épidermique. C'est là l'état le plus fréquent, mais, par places, la surface libre est plane, les papilles ne soulèvent plus

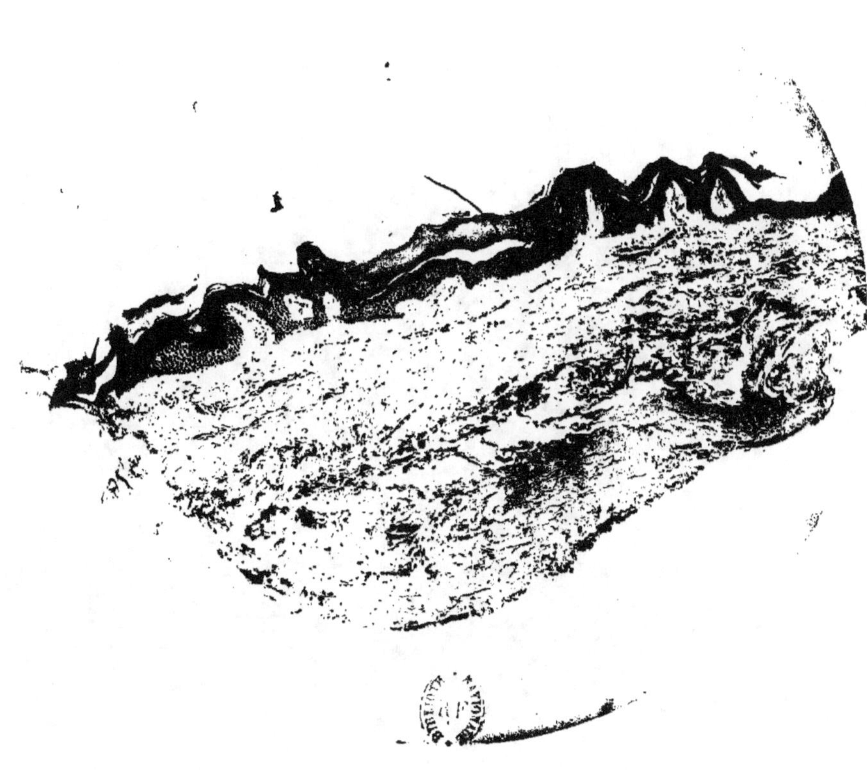

Fig. III

l'épiderme de façon à provoquer la formation d'une saillie ; en général, ces portions planes sont placées entre deux soulèvements papillaires laissant entre eux une dépression plus ou moins profonde, comblée par une couche cornée très épaisse.

C'est cet aspect irrégulier, accidenté, de la couche cornée, qui, avec l'hyperkératose, constituent le point le plus intéressant de ces préparations. Ces lésions sont d'ailleurs tout à fait en rapport avec l'aspect clinique.

L'épiderme, très aminci par places, envoie dans le derme des prolongements interpapillaires très inégaux : les uns, épais, coniques ; les autres, étroits, presque filiformes. Les cellules malpighiennes ne présentent aucune altération. Stratum granulosum normal. Pas de parakératose.

Rien à signaler du côté du derme. Pas d'infiltration inflammatoire, pas de modifications vasculaires, la texture habituelle du conjonctif est conservée. Un peloton sudoripare normal (sauf pourtant une légère dilatation kystique de son conduit excréteur).

Sur la face dorsale des premières phalanges des doigts des mains, existait un état verruqueux de la peau très accentué ; sous l'influence irritante d'un traitement par les décapants, *un fragment large et épais s'étant soulevé, a été excisé* et fixé par l'alcool.

Ce fragment, débité en coupes, nous a montré une couche cornée, d'épaisseur variable, pouvant dépasser un millimètre, formée de strates ondulées présentant parfois des plissements très profonds. Presque toutes les cellules cornées contiennent un noyau compact, linéaire, bien colorable.

Entre les lames cornées, se trouvent logés, dans des sortes de vacuoles, des corps ronds, homogènes, colorés vivement par l'acide picrique. Ces corps sont en nombre d'autant plus grand que l'on est plus près de la face profonde.

Cette dernière est 'découpée irrégulièrement en festons d'aspect déchiqueté, et composés de cellules formant un agrégat, sans cohésion, presque comme une dissociation. Ces préparations ne se prêtent pas à une description histologique détaillée, mais on peut dire qu'elles représentent, d'une façon très suffisamment précise, la silhouette des lésions caractéristiques de la maladie de Darier dont nous aborderons bientôt l'étude. On peut distinguer l'existence de corpuscules arrondis, contenant ou non un noyau entouré parfois d'une zone claire, et rappelant l'aspect soit des graines, soit des corps ronds pseudo-psorospermiques, comme on les trouve d'ailleurs dans des dissociations faites lorsqu'on énuclée un des bouchons coniques des papules typiques. Nous ferons simplement remarquer qu'ici la lésion est étendue en nappe au lieu de constituer une papule.

Un fragment de peau, sur lequel se trouvaient plusieurs papules typiques, a été excisé à l'avant-bras. Il a été divisé en trois morceaux fixés l'un par l'alcool, le deuxième par le sublimé iodé, le troisième par la solution forte de Flemming. Coupes sériées après inclusion à la paraffine. Principales colorations : hématoxyline, picro-carmin de Ranvier, hématoxyline à l'alun de fer, safranine avec différenciation par l'orange ou le carmin d'indigo picriqué.

Nous examinerons tout d'abord les papules au point

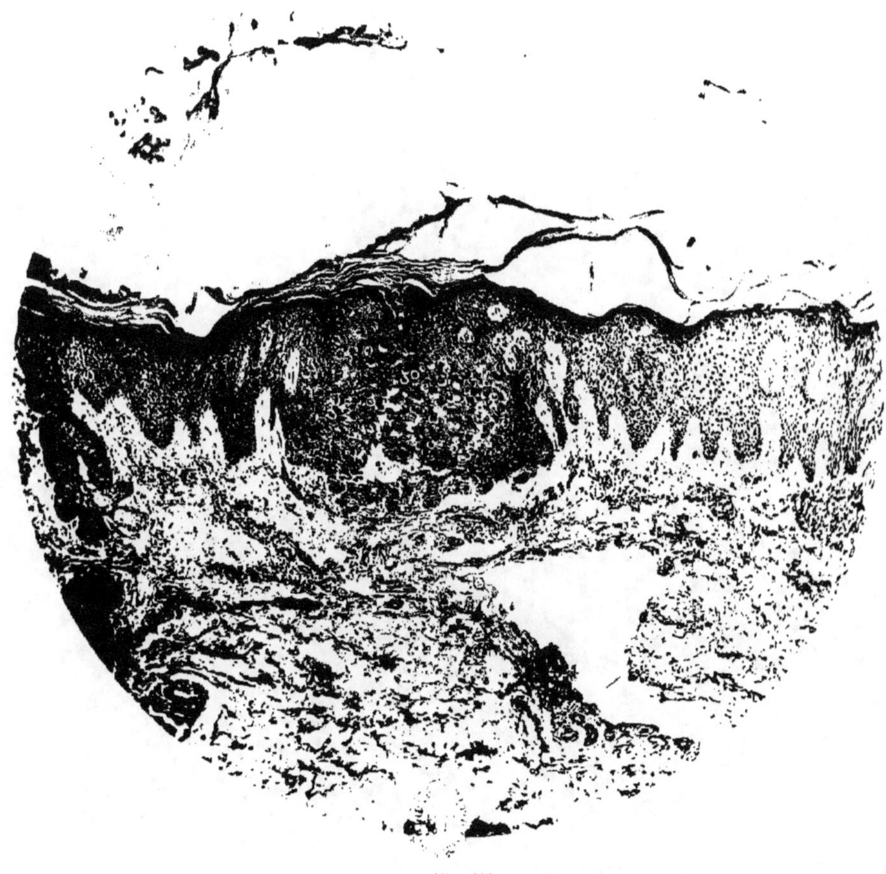

Fig. IV

de vue topographique, c'est-à-dire dans leurs rapports
avec les diverses parties de l'épiderme ; nous ferons
ensuite une étude plus détaillée des éléments anatomiques caractérisant la maladie de Darier.

Nous ne pouvons pas faire la description des papules folliculaires, car aucune de celles que nous avons
observées dans nos corps n'avait ce siège ; quelques-
unes étaient pour ainsi dire tangentes à l'infundibulum
pilaire, mais toujours séparées de lui par un ou deux
relèvements papillaires. De même, nous n'avons jamais rencontré de papules en rapport avec les ex-
créteurs des sudoripares.

Sur une coupe intéressant une papule d'une certaine taille, présentant son développement complet et
tous les éléments caractéristiques, on voit tout d'abord
qu'il s'agit d'un épaississement parfois considérable
de l'épiderme, sans que les altérations du derme
(d'ailleurs inconstantes, inégales et généralement modérées) interviennent pour provoquer le soulèvement
cutané, appréciable cliniquement *(Fig. IV)*.

De forme généralement arrondie ou ovalaire, les
papules ont, sur les coupes, des dimensions très différentes, suivant que la section a intéressé leur bordure
ou bien leur partie la plus large ; une même papule
examinée sur des coupes en série se présentera
comme développée aux dépens de deux prolongements interpapillaires, par exemple ; plus loin, elle
en comprendra un nombre variable de cinq à huit et
plus. Il n'est pas rare de rencontrer sur les préparations des papules microscopiques ayant pu échapper
à l'examen clinique, reproduisant l'ensemble des lésions caractéristiques de la maladie de Darier.

La surface de section des papules figure, d'une
façon générale, un cône dont la pointe est enfoncée
dans l'épiderme et dont la base est représentée par
une épaisse couche cornée. Cette image peut avoir
des aspects plus variés, suivant les dimensions des papules. Les plus régulières sont les papules de petite
et de moyenne taille; celles qui sont, au contraire,
d'une certaine étendue, ont plutôt un aspect discoï-
dal, semblent enchâssées dans l'épiderme, et leur
face profonde, souvent séparée par des couches épidermiques sous-jacentes, dessine une ligne festonnée,
irrégulière.

Les recherches histologiques des différents auteurs
ont bien mis en lumière la valeur des éléments anatomiques anormaux dont l'ensemble et le groupement
caractérisent la maladie de Darier. Nous pouvons
donc les utiliser (avant que de les étudier nous-mê-
mes), pour compléter cette étude d'histologie topographique, en examinant maintenant comment ils
s'agencent pour produire les formations papuleuses.
A la surface, existe une couche cornée très épaisse
dont les lamelles contiennent, en général, un noyau
compact. Sur les préparations fixées par le Flemming,
cette couche cornée est séparée du corps muqueux
par une bande plus épaisse que normalement, de structure lamellaire.

Le stratum granulosum présente des rapports très
différents avec les couches sous-jacentes suivant que
l'on considère des papules de très petites dimensions,
ou d'autres, qui, au contraire, sont plus volumineuses; dans ces dernières, il disparaît complètement,
remplacé par des cellules profondément modifiées et

atypiques, par des grains ou des corps ronds disposés en bordure à la périphérie de la papule ; il est représenté par un grand nombre de cellules disposées sur cinq ou six rangs ; dans les toutes petites papules, le stratum granulosum n'est pas interrompu, mais il forme une couche sensiblement disloquée, pénétrée d'éléments anormaux (grains, corps ronds), et dont les cellules au lieu d'être piriformes, à direction parallèle à la surface, deviennent irrégulières, polymorphes, avec souvent des limites indistinctes.

Au-dessous de ces couches, se trouve le corps muqueux ; dans les fragments fixés par l'alcool, des fissures plus ou moins larges et étendues le divisent en deux parties très distinctes : l'une restant adhérente à la couche cornée et composée de cellules épidermiques très modifiées, parmi lesquelles se trouvent en abondance les grains et les corps ronds ; l'autre, représentée par des cellules ayant conservé beaucoup mieux leurs caractères normaux, couvrant la couche génératrice ; souvent même cette couche génétratrice, conservée toujours dans toute son intégrité, tapisse seule le fond de l'excavation déterminée par la fissure. Sur les pièces fixées par le Flemming, cette fissuration est bien plus discrète ; les cellules désunies présentent un écoulement moins marqué : la fissure est donc bien un des éléments caractéristiques dans les papules de la maladie de Darier ; la rétraction plus intense subie par les tissus sur l'influence de l'alcool ne fait que la souligner en l'exagérant.

Tels sont les rapports des différents éléments anatomiques anormaux qui prennent part à l'édification

de la papule type de la psorospermose folliculaire
végétante. Etant donné le peu d'intensité et d'indivi-
dualité des lésions du tissu conjonctif, nous allons
brièvement les décrire à cette place. La fibrillation
normale des faisceaux connectifs est conservée, et,
d'une façon générale, on ne constate pas d'infiltration ; pourtant, au-dessous de certaines papules,
existent quelques rares traînées périvasculaires, composées de cellules à noyau arrondi, riche en chromatine, à protoplasma restreint, que l'on peut considérer comme des lymphocytes, et parmi lesquelles
on rencontre quelques cellules fixes parfaitement
reconnaissables à leurs caractères habituels : le vais-
seau qui sert d'axe ne présente pas de dilatation. On
retrouve, ou non, ces traînées cellulaires indifférem-
ment au-dessous des toutes petites papules, des papules volumineuses. Nous avons trouvé une petite
hémorrhagie en un point où la papule sous-jacente
paraissait avoir été détachée, par un grattage sans
doute. Les annexes de la peau, poils, glandes sébacées, sudoripares, ne présentent pas d'altération.

Nous allons maintenant entreprendre la description des lésions cellulaires épithéliales que nous
avons pu observer dans nos préparations. Nous avons
déjà dit que la couche génératrice conservait toujours toute son intégrité. Les lésions les plus légères,
celles qui laissent les cellules le plus ressemblant à
l'état normal, consistent en un aspect plus compact
du protoplasma, qui se colore d'une façon plus intime,
dont la fibrillation devient moins apparente ; de telles
cellules tranchent très nettement sur le fond de la
préparation ; elles restent unies à leurs voisines, leur

noyau n'est pas modifié. Ces éléments peuvent présenter un degré de plus dans leurs altérations en
diminuant le nombre des prolongements intercellulaires ; ils ne sont plus unis à leurs voisins que par
trois ou quatre filaments unitifs, ceux-ci arrivent
même à disparaître complètement ; la cellule est alors
isolée, mais présente encore des traces de ses con-
nexions antérieures sous forme de prolongements très
courts et très délicats, qui disparaissent bientôt ; la
cellule a pris un aspect globuleux. Le protoplasma
est compact, homogène ; la chromatine du noyau s'est
ainsi condensée, forme un bloc arrondi prenant les
colorants d'une façon uniforme et très intense. On
peut rencontrer une seule de ces cellules isolées, en-
tourée de cellules normales ; mais plus souvent le
processus atteint un certain nombre de ces éléments.
Le corps muqueux, sans cohésion en ces points, semble
s'égrainer, et si les espaces cellulaires viennent à
s'élargir davantage, la fissuration se produit. Enfin,
ces cellules peuvent présenter les réactions histochi-
miques de la corne, leur noyau peut disparaître. Les
différentes lésions cellulaires que nous venons de
décrire nous semblent correspondre à la genèse des
éléments désignés par Darier sous le nom de grains.

A différentes hauteurs, dans l'épaisseur de l'épiderme, s'observent des altérations cellulaires dans
lesquelles il est aisé de suivre et de reconnaître les
stades de l'évolution des corps ronds pseudo-psorospermiques. Ici, et dès le début, la cellule apparaît
plus volumineuse que ses voisines, son protoplasma
est clair, comme œdémateux, les filaments sont encore très nets ; ultérieurement, ils s'écartent, la cel-

lule prend un aspect spongieux ; ils disparaissent ensuite comme s'ils se dissolvaient dans le protoplasma, qui apparaît alors comme finement granuleux. Les filaments persistent le plus longtemps à la périphérie de la cellule, qui peut s'isoler en conservant une sorte de couronne radiée (la membrane striée des soi-disant psorospermies). Le noyau, le plus souvent, n'a présenté aucune modification.

Les corps ronds, que nous avons pu étudier dans nos préparations, ne nous ont pas présenté la structure compliquée qu'ils peuvent avoir parfois. Après fixation de Flemming, ils apparaissaient constitués par une masse arrondie située dans une sorte de vacuole extra-cellulaire; ils semblent, ainsi, entourés d'une couronne claire et étroite dont la plus grande circonférence est accentuée par la condensation du protoplasma des cellules voisines. On peut leur décrire une couche périphérique plus dense et plus colorable et une portion centrale claire et grenue dans laquelle existe un noyau compact à contours irréguliers ; le noyau peut être tout à fait excentrique. Quelques-uns de ces corps contiennent deux à trois noyaux inégaux. Souvent isolés, les corps pseudo-psorospermiques peuvent se grouper deux ou trois dans une même vacuole ; mêlés aux grains et aux auras de cellules malpighiennes restées normales, ils constituent la partie profonde du bouchon conique correspondant à la papule.

Dans de très petites papules, nous avons pu étudier leurs rapports avec le stratum granulosum, et les lésions, à ce niveau, ont un aspect très particulier. Le stratum plonge, en entonnoir, dans l'épaisseur du corps muqueux, formant des parois très obliques composées de trois rangs en moyenne de cellules fusiformes bourrées de fines granulations, de kérato-hyaline ou de gouttes d'éléidine, suivant la coloration, et en admettant qu'il s'agisse de deux substances différentes. Au moment de se rejoindre, les deux bandes de cellules granuleuses se dissocient en se fusionnant avec des éléments atypiques : grains et corps ronds. Il en résulte la formation d'un réseau de cellules polymorphes : les unes polyédriques, les autres allongées ; d'autres encore présentent des encoches arrondies, mais toutes remplies de granulations ; les limites cellulaires sont parfois très nettes ; d'autres fois, les cellules se fusionnent, leur protoplasma commence à présenter les réactions de la kératine et on voit ces granulations disparaître progressivement. Les alvéoles irrégulières, à contours polycycliques très accentués qui existent entre ces cellules, contiennent des corps ronds avec une paroi pouvant présenter l'aspect du double contour ; certains sont réunis aux cellules granuleuses par quelques filaments unitifs. Enfin, nous avons pu constater, d'une façon très nette, que ces corps ronds peuvent contenir des granulations de kérato-hyaline. De l'examen de ces préparations, il nous semble résulter que le stratum granulosum est en voie de disparition en ces points ; c'est ce qui explique que dans des papules plus anciennes et plus volumineuses on ne le retrouve plus que sur les bords, et plus du tout au centre de la lésion.

On fit aussi l'examen des débris squameux accumulés dans l'extrémité d'un ongle malade, et on n'y trouva rien de spécial.

D'une manière générale, on est autorisé à conclure que la maladie de Darier est essentiellement constituée au début par des troubles de la kératinisation.

Ces troubles se manifestent d'abord par une hyperkératose, à peu près pure, ainsi qu'en témoignent, en particulier, l'observation de MM. Audry et Dalous (Etude des papules initiales du dos du pied). Mais la lésion, une fois constituée, est beaucoup plus complexe. Un mot d'abord sur sa topographie. On ne peut plus considérer, comme essentiellement folliculaire, l'efflorescence. En effet, plusieurs observateurs indiquent, de la manière la plus expresse, que la lésion est complètement indépendante des orifices folliculaires ou sudoripares. Dans d'autres cas, ceux-ci y participent, mais, semble-t-il, d'une manière accessoire et superficielle. Il y a de l'hyperkératose dégénératrice autour du bord sudoripare ou autour du goulot folliculaire, mais les altérations ne plongent que rarement dans la profondeur ; elles se manifestent alors quelquefois par une kératinisation prématurée de la gaine externe des poils ou par un peu de dilatation de l'hémisphère des sudoripares. Les glandes mêmes sont intactes et la maladie est avant tout une altération de l'épiderme de recouvrement. La croûte même est formée par des accumulations de strates cornées, moulées ou non moulées, contenant en outre ce que Darier appelle des grains, c'est-à-dire des cellules plus ou moins sphériques, granuleuses, avec un noyau difficile à colorer ; en d'autres termes, il y a là hyperkératose et parakératose associée.

La couche granuleuse est extrêmement variable, tantôt épaissie, tantôt normale, tantôt absente. Elle fait défaut là où la lésion atteint son maximum de développement, mais cette absence de couche granuleuse tient simplement à la dislocation presque totale de l'épiderme. C'est dans le corps muqueux que l'on trouve des altérations les plus caractéristiques. D'une manière générale, le processus est avant tout un processus d'acantholyse associé à une kératinisation prématurée et maladroite. L'acantholyse aboutit à la fissuration ; la kératinisation anormale aboutit aux corps de Darier. Il est bien difficile de savoir exactement si c'est l'acantholyse qui est initiale, ou si c'est le corps rond, mais MM. Audry et Dalous partagent l'opinion des auteurs qui considèrent l'altération de kératinisation comme la première et la plus importante. La fissuration a été signalée par Bœck, par Buzzi et retrouvée par tous les auteurs. Petersen et Fabry ont dit que c'était une altération artificielle, ce qui n'est pas tout à fait exact, mais il est incontestable que sur des pièces fixées à l'alcool, elle est infiniment plus prononcée que sur des fragments fixés par le Flemming ou le sublimé iodé. La fissuration consiste en ce fait que la couche épineuse de

Malpighi présente dans toute sa hauteur, à partir
de la couche génératrice, des lacunes vides, irrégulières, mal délimitées, où flottent quelquefois
des débris de cellules de corps ronds, etc. D'une
manière générale, ces lacunes ne contiennent ni
leucocytes, ni globules rouges. Il est à peu près
certain que cette perte de substance traduit simplement une acantholyse. Les cellules épineuses
perdent leur prolongement, s'isolent les unes des
autres et ne tardent pas à succomber. *Les corps
ronds de Darier* sont ces mêmes formations anatomiques qui passèrent un moment pour être de
nature psorospermique. On sait, maintenant,
qu'ils représentent des cellules malpighiennes
ayant subi une dégénérescence cornée particulière. Les observateurs ont pu suivre toutes les
phases de transformation. Les corps ronds apparaissent et se développent en pleine couche de
Malpighi, lorsqu'ils sont en nombre suffisant
pour former une aire ; ils se dissolvent, engen-
drent des lacunes de fissuration, arrivent à l'ex-
térieur, se mêlent aux croûtes et deviennent ac-
cessibles au simple raclage. Depuis Bowen, on
sait que les corps ronds contiennent de l'éléidine
parfaitement colorable par le picro-carmin ou de
la kérato-hyaline colorable par de l'hématoxyline.
Le corps rond est une cellule globuleuse fermée
par une membrane réfringente à double contour,
avec un noyau assez volumineux, nuclée, espace
clair périnucléaire et granulations d'éléidine.

D'autres fois, il existe, à l'intérieur du corps rond, une sorte de seconde membrane, également réfringente. Les unes et les autres colorées en jaune par le picro-carmin et offrant les réactions habituelles de la corne. Quelquefois, il y a aussi des figures falciformes, etc. D'après Darier, les grains peuvent provenir des corps ronds ou dériver directement des cellules malpighiennes. Il est certain qu'on peut observer des grains sans corps ronds. *La couche génératrice* résiste absolument au processus morbide ; elle est même respectée par la diapédèse. Darier dit que les figures de kariokynèse sont nombreuses, mais il n'en est pas toujours ainsi. Habituellement, il y a une pigmentation abondante dans toute l'épaisseur de l'épiderme.

Si nous examinons le *derme*, on est d'abord frappé de ce que les lésions ne sont nullement proportionnelles à l'intensité des altérations de l'épiderme. Elles peuvent en effet être très rudimentaires et l'on peut presque les considérer comme secondaires aux infections surajoutées. Sans doute, il y a un certain degré d'allongement papillaire au niveau des papules, mais cet allongement ne prend un très grand développement que dans les lésions devenues franchement végétantes, auquel cas elles arrivent à subir une hypertrophie énorme. Dans le derme papillaire, comme dans l'axe des papilles, on peut trouver des infiltrats inflammatoires généralement limités aux axes vasculaires et complètement dépourvus de caractère spécifique. En résumé, dans l'ensemble, on peut admettre que la lésion de la maladie de Darier est une kératonose de l'épithélium de recouvrement, et que cette kératonose comprend d'abord de l'hyperkératose circonscrite, pure, puis une parakératose dégénérative d'un type spécial caractérisé par une kératinisation prématurée et anormale déterminant une acantholyse. La question qui se pose maintenant est de savoir si cette lésion est véritablement spécifique ; examinée dans son ensemble, elle l'est assurément autant que quelque autre altération de la peau. Mais le corps rond est-il spécifique à lui seul ? Evidemment non ; on le retrouve dans une foule d'autres processus dégénératifs de l'épiderme, où les observateurs n'ont pas manqué de le signaler : épithélioma, papillome, maladie de Paget, épithéliomatose pigmentaire des adultes (Seemanns — haut carcinome de Unna), des loupes du cuir chevelu, etc. ; mais jamais on ne les retrouve réunies en telle quantité, jamais il n'arrive à former de véritables collections se prolongeant jusque dans la croûte, comme on en trouve dans la dermatose de Darier.

CHAPITRE X

Diagnostic différentiel.

Dans la première partie de ce chapitre, nous résumerons et discuterons rapidement un certain nombre d'observations qui ont été publiées comme appartenant à la maladie de Darier; dans la seconde, nous indiquerons les grandes lignes du diagnostic différentiel.

1º *Eliminations*. — Les cas de Schwimmer, de Krœsing, de Jahrisch et de Doctor ont déjà été éliminés par Geissler.

OBSERVATION DE SCHWIMMER (in GEISSLER).

Sa malade était une femme de quarante ans, atteinte, depuis plusieurs mois, de lésions généralisées, occupant principalement les fesses, les organes génitaux et les aines, les aisselles, le ventre et le dos, le front, les coudes et les oreilles. Elles consistaient en petits nodules, gros comme un grain de millet, fortement saillants, rarement agglomérés, disposés en traînées ou en groupes, très fortement colorés en brun, en sépia, en lilas. Il y avait peu de croûtes. Les lésions étaient quelquefois verruqueuses. Elles étaient très prononcées sous le pavillon de l'oreille et à l'orifice du conduit auditif externe, très prononcées aussi dans les aisselles. Au niveau des coudes et des genoux, les nodules se réunissaient en groupes. La peau des mains et des doigts était verruqueuse. Sur les paumes et sur les plantes, la peau était un peu épaissie et brune. Entre les éléments éruptifs, pigmentation très prononcée. Sur la face, lésions autour du nez, associées à des comédons. La malade de Schwimmer mourut au bout de quelques mois, ayant présenté des accidents qui dépendaient probablement d'un cancer du tube digestif. Hügel, en se basant sur les détails de l'observation, et principalement sur l'examen de la figure publiée par Schwimmer, n'hésite pas à y voir un cas typique d'acanthosis nigricans. Il s'appuie, en outre, sur l'intensité des phénomènes pigmentaires, etc,

Observation de Jahrisch (in Geissler).

Relative à un cordonnier de trente-un ans, chez lequel, dans l'espace de trois semaines, se développèrent des callus assez importants pour empêcher le travail. La maladie s'étendit en moins de quatre semaines, sous forme de taches rouges ou brunes, pouvant se disposer en traînées. Ces taches portaient des squames assez peu adhérentes. Il notait, en outre quelques vésicules, des excroissances condylomateuses à l'anus. Les ongles étaient absolument sains. Le cuir chevelu était normal. On se demande s'il ne s'agissait pas simplement de syphilis. En tous cas, nous ne pouvons que nous ranger à l'avis de Geissler, quand il l'élimine. D'ailleurs, l'examen histologique donne des résultats sensiblement différents de ceux qu'on observe dans des cas authentiques.

OBSERVATION DE KROESING (in GEISSLER).

Le malade de Krœsing était un syphilitique de vingt-cinq ans, en pleine période secondaire, qui présentait, sur le milieu de la face externe de la cuisse droite, un certain nombre de placards prurigineux formés par l'agglomération de saillies sèches et raides. Il n'y avait aucune autre lésion. Douze ans auparavant, le malade aurait eu une poussée semblable guérie spontanément. Les saillies cornées ne dépassaient pas le niveau de la peau. Au microscope, pas d'altération de fissuration. Dans l'ensemble, et sauf renseignements ultérieurs sur le malade, il n'est pas possible de considérer ce cas comme démonstratif.

Observation de Doctor

*Ueber das Verhaltniss der Dariers'chen Krankheit zu Ichthyosis (Archiv
für Dermatologie u. Syphilis, B. XLVI, 1898, p. 323).*

Le premier malade était une femme de trente-
trois ans, malade depuis l'enfance et atteinte de tuberculose pulmonaire. Pityriasis du cuir chevelu ; les
lésions cutanées occupaient le sillon naso-labial, les
aisselles, le nombril, l'abdomen, les coudes, le genou,
le pourtour de l'anus. Elles étaient distribuées en
forme d'épaississement corné linéaire ; dans l'aisselle,
on constatait l'existence de petits nodules isolés, un
peu squameux. Les muqueuses étaient saines, ainsi que
les ongles. Il y avait de la lichénification secondaire.
Quant au résultat de l'examen histologique, il diffé-
rait très sensiblement de tous les autres (absence de
corps ronds, etc.). Cette distribution linéaire des éléments, l'absence de lésion des ongles, etc., nous permettent, comme à Geissler, d'éliminer ce premier cas
de Doctor.

Le second n'est pas plus caractéristique. Il s'agit
d'une fille de dix-sept ans dont les lésions sont congé-
nitales, et qui, d'une manière générale, semblent appartenir bien plutôt à une variété de nævus ichthyosique.

Il existe toute une série de cas italiens. Nous ne
connaissons pas celui de de Amicis, mais nous
savons qu'il a été éliminé par plusieurs auteurs.

Melle a considéré comme appartenant à la soi-disant psorospermose la maladie d'une jeune femme atteinte, pendant sa grossesse, d'une infection vésico-bulleuse qui disparut au bout de cinq mois. Evidemment, il ne s'agit pas ici de maladie de Darier.

Marianelli dit en avoir observé trois cas. A en juger d'après l'analyse parue dans le *Monatshefte*, rien n'est moins certain. En effet, l'un des malades a guéri définitivement par une pommade à la résorcine ; dans d'autres, la symétrie exacte des lésions, l'hyperesthésie pendant la menstruation, etc., sont autant de phénomènes bien inaccoutumés. Mais, malheureusement, nous n'avons pas pu consulter le texte original de Marianelli.

Il existe enfin une observation de Campana qui est également sujette à la critique.

Il s'agissait d'un enfant de douze ans dont la maladie avait débuté peu de temps après la naissance. Elle consistait en petites papules cornées noirâtres, lenticulaires ou miliaires, isolées ou agglomérées, recouvertes d'une carapace cornée adhérente occupant la partie postérieure du cou. Du reste, Campana lui-même, tout en rapprochant le fait de ceux de Darier, ne les confondait nullement.

2º *Diagnostic différentiel.* — Les éliminations qui précèdent mettent d'abord en relief la facilité des erreurs de diagnostic pour l'observateur qui n'a point rencontré de cas types. Elles montrent aussi qu'il faut être très prudent si l'on éprouve le moindre doute, c'est-à dire si les symptômes principaux manquent. L'altération des ongles, l'existence et la forme des croûtes, les localisations habituelles, seront les points de repère les plus sûrs. Enfin, l'examen histologique des papules, ou tout simplement des croûtes dissociées dans le picro-carmin, donneront des éléments de certitude très suffisants.

La maladie avec laquelle on peut le plus facilement confondre la dermatose de Darier est l'acanthosis nigricans. La confusion est d'autant plus facile que l'acanthosis nigricans est aussi une maladie fort rare. Rille croit même que ce sont deux affections voisines, et que la transition s'opérerait de l'une à l'autre par les cas où les lésions folliculaires font défaut. particulièrement ceux de de Amicis, Jahrisch, de Neumann. Une pareille manière de voir n'est pas soutenable, car ces derniers faits n'ont rien à voir avec la maladie de Darier. Voici, du reste, ce que dit Darier, qui a une expérience particulière de l'une et l'autre affections : « L'acanthosis nigricans a des rapports étroits avec la psorospermose. Ces deux maladies atteignent à peu près les mêmes régions ; j'ai signalé que, dans la psorospermose, il peut y avoir de la pigmentation diffuse ; la langue et les ongles peuvent être altérés d'une façon identique ; le dos des mains et leur face palmaire d'une façon analogue.

Dans l'acanthosis, il est vrai, il n'y a presque pas de desquamation, et jamais de croûtes, pas de bouchons folliculaires, pas de corps ronds et de grains ; il faut aussi se souvenir que, du moins chez l'adulte, l'acanthosis nigricans est régulièrement associée à des tumeurs abdominales. » On peut confondre avec la maladie de Darier certaines variétés de nævus hystrix, hyperkératosiques, quelquefois très étendus ; mais ces derniers ont des distributions linéaires, des localisations tout à fait différentes. Ils n'ont point véritablement de croûtes. Les ongles y sont sains. Enfin l'examen histologique donne des préparations entièrement différentes.

Il est possible que le *molluscum contagiosum* se généralise et se développe outre mesure, mais les localisations sont entièrement différentes. Il n'y a point de croûtes noires et adhérentes, point de lésions des ongles ni des muqueuses. La maladie évolue d'une autre façon. Enfin il est facile d'extraire des éléments du *molluscum* la petite perle à structure microscopique si caractéristique.

CHAPITRE XI

Nature de la maladie.

Actuellement, l'hypothèse psorospermique est complètement abandonnée ; rien n'autorise pour le moment à supposer un autre parasite ; mais la fréquence de l'hérédité, le début souvent précoce de la maladie, son incurabilité, la participation des muqueuses, la conservation de l'état général, peut-être la débilité mentale sont autant de caractères qui conduisent à envisager la maladie de Darier comme l'expression d'une dystrophie générale de l'épiderme. Rien pour le moment ne semble permettre d'y voir avec Pawloff une dystrophie d'origine nerveuse. M. Audry, après d'autres, estime qu'il peut s'agir d'une anomalie congénitale comparable à l'épidermolyse hérédi-

taire bulleuse, peut-être au psoriasis, à la séborrhée, à certaines ichthyoses. Il n'est pas du tout
nécessaire que la maladie apparaisse dès la naissance pour être congénitale. Elle peut se développer beaucoup plus tard, soit spontanément, soit
sous l'influence de causes extérieures ou internes
complètement indéterminées. Dans cet ordre
d'idées, on pourrait la concevoir comme comparable au psoriasis. On a souvent parlé des rapports
existant entre la maladie de Darier et d'autres
dermatoses; particulièrement, on a vu qu'on l'a
rapprochée de l'ichthyose et surtout de l'acanthosis nigricans; on l'a rapprochée aussi du *molluscum contagiosum*, mais ces rapprochements
sont prématurés; le *molluscum contagiosum*,
maladie sûrement inoculable, n'a de commun
avec la dermatose de Darier que des points de
morphologie microscopique. L'ichthyose ne lui
ressemble que par son incurabilité, et l'acanthosis nigricans, actuellement du moins, s'en diffé-
rencie nettement par sa pathogénie; de telle sorte
que dans l'état actuel de nos connaissances, il
nous faut considérer la maladie de Darier comme
un type clinique tout à fait autonome, et on doit
s'attacher à la distinguer des autres affections
beaucoup plus qu'à l'en rapprocher.

CHAPITRE XII

Traitement.

Nous savons qu'on ne peut pas guérir la maladie de Darier ; mais, si elle n'est pas développée d'une manière extrême, on peut procurer au malade des améliorations considérables. D'abord, il devrait prendre des soins de propreté minutieux, des bains tièdes et fréquents, des savonnages multipliés ; cela fait, il faut donner un traitement différent suivant l'état du malade. S'il existe des complications acnéiques ou furonculeuses, on s'applique, d'abord, à les faire disparaître. Sur les efflorescences sèches, les préparations à l'acide salicylique semblent donner les meilleurs résultats. On peut prescrire une pommade titrant de 5 à 10 %. Mais celle-ci amène souvent des phénomènes inflammatoires momentanés, que l'on éteint par des pâtes à l'oxyde de zinc. Darier a eu aussi de bons résultats en utilisant l'acide pyrogallique à dose faible (2 %), la résorcine ; l'huile de cade avec ou sans l'association du soufre. S'il y avait des surfaces végétantes, humides et fétides, il faudrait recourir au permanganate de potasse, à l'eau oxygénée et aux poudres. Plusieurs médecins ont recommandé l'arsenic, et Glawstche dit même avoir guéri son malade. Mais cette assertion suffit pour rendre son diagnostic très douteux. On a également recommandé le corps thyroïde à l'intérieur, mais il n'a donné aucun résultat, en particulier dans le cas de MM. Audry et Dalous.

Vu : Le Président de Thèse,
C. AUDRY.

Vu : *Le Doyen,*
CAUBET.

Vu et permis d'imprimer :
Toulouse, le 14 février 1905.

Pour le Recteur,
Le Doyen délégué,
DELOUME.

TABLE DES MATIÈRES

Toulouse. — Imp. J. Fournier, boulev. Carnot, 62.

www.ingramcontent.com/pod-product-compliance
Lightning Source LLC
LaVergne TN
LVHW012332170726
843503LV00002B/817